群防群控 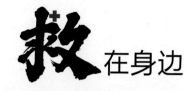救 在身边

公共卫生科普手册

中国红十字基金会 组织编写

U0344069

中华医学电子音像出版社
CHINESE MEDICAL MULTIMEDIA PRESS
北 京

图书在版编目（CIP）数据

群防群控 救在身边：公共卫生科普手册 / 中国红十字基金会组织编写. —北京：中华医学电子音像出版社，2020.12

ISBN 978-7-83005-332-1

Ⅰ. ①群… Ⅱ. ①中… Ⅲ. ①公共卫生 – 普及读物 Ⅳ. ①R126.4-49

中国版本图书馆 CIP 数据核字（2020）第 264185 号

群防群控 救在身边：公共卫生科普手册
QUN FANG QUN KONG JIU ZAI SHENBIAN: GONGGONG WEISHENG KEPU SHOUCE

组织编写：中国红十字基金会
策划编辑：史仲静
责任编辑：崔竹青青
责任印刷：李振坤
出版发行：中华医学电子音像出版社
通信地址：北京市西城区东河沿街 69 号中华医学会 610 室
邮 编：100052
E - mail：cma-cmc@cma.org.cn
购书热线：010-51322677
经 销：新华书店
印 制：北京云浩印刷有限责任公司
开 本：850 mm×1168 mm 1/32
印 张：5.375
字 数：72千字
版 次：2020 年 12 月第 1 版 2020 年 12 月第 1 次印刷
定 价：36.00 元

内容提要

　　全书由中国红十字基金会组织相关专家编写，按专题分为新型冠状病毒肺炎防护常识、慢性病的自我管理、老年照护常见问题、常见精神心理问题、中小学生安全宣教、中小学生健康宣教、常见健康问题的应急处理共 7 个方面的内容。本书旨在促进全体公民健康意识的提高和不良生活方式的改变，逐步树立起自我健康管理的理念；减少影响中小学生健康的主要危险因素，预防和控制传染病的发生和流行；提高公共卫生服务和突发公共卫生事件应急处置能力，提升全民健康素质，适用于公众阅读。

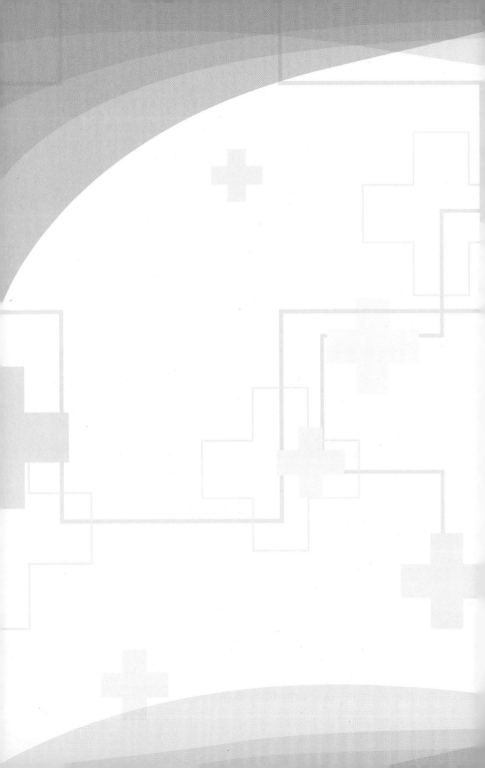

目 录

C O N T E N T S

第三章　慢性病的自我管理

第一章

新型冠状病毒肺炎防护常识

一 —— 何为核酸检测?

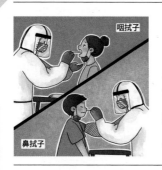

什么是核酸检测

核酸检测是对从临床取来的患者标本,进行新型冠状病毒核酸,也就是其 RNA 核酸的检测过程,目的是为了诊断新型冠状病毒肺炎。

核酸检测的三种方法

- 咽拭子检测
- 鼻咽拭子检测
- 肺泡灌洗检测

核酸检测的实验室流程

核酸检测实验室接收到标本时,为了保证实验室的安全,一定要检查标本的安全性和密闭性。检查结果没有问题,即可在 56℃ 的温度下对病毒进行 35 分钟灭活,

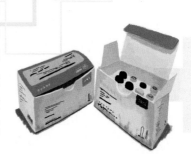

病毒灭活后才可以打开包装取出标本，取标本的整个过程
必须在生物安全柜里进行。然后对标本进行离心、静置，
最后对病毒进行检测。

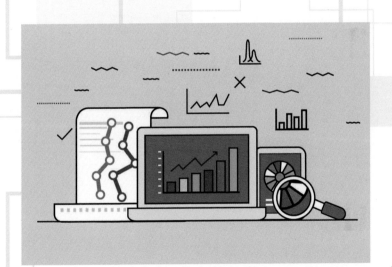

二 核酸检测和抗体检测的意义和目的是什么？

核酸检测和抗体检测的定义

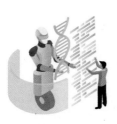

核酸检测：就是基因检测，检测核酸为阳性，说明这个病人体内有新型冠状病毒存在。

抗体检测：是对个体自身免疫能力的一种检测。新型冠状病毒感染以后，病人的免疫系统会产生一种新的抵抗病毒的蛋白质。

这2种检测结合其他实验室检查和临床影像学检查，对病人的整体判断有非常重要的价值。

检测的意义和目的

核酸检测呈阳性说明病人体内有病毒存在。抗体检测阳性，核酸检测阴性，说明以前被感染过，只是感染以后，其机体内部产生的自身抗体把病毒消灭掉了，但是消灭完病毒之后，体内的抗体仍然会存活

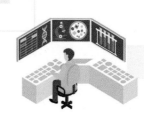

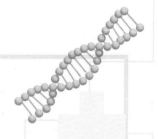

一段时间。

　　抗体检测实际上是检测自身有没有免疫能力，而核酸检测是检测体内有没有病毒，这两种检测方法是相对独立的，但也可以结合起来判定一些临床症状。

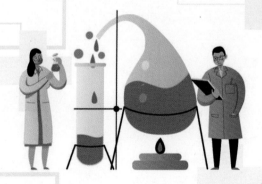

✚ 三 新型冠状病毒的真面目是什么？

新型冠状病毒

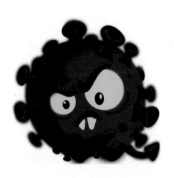

　　该病毒属于冠状病毒科、冠状病毒属，表面有很多凸起，从新型冠状病毒肺炎病人下呼吸道分离出的病毒和我们以前已知的 SARS 冠状病毒和 MERS 病毒有很高的相似性，这些病毒有很多相似的特点，蝙蝠都是它们的自然宿主，目前国际病毒分类委员会已经正式把新型冠状病毒命名 SARS-CoV-2。

传播途径

　　病毒进入机体的途径很多，最主要的途径是通过呼吸道。我们吸入病毒携带者通过咳嗽、打喷嚏喷出的飞沫、气溶胶或者直接、间接接触均可感染病毒。目前发现还有母婴传播的可能。另

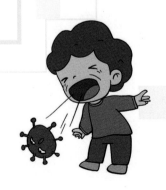

外，从一些病人的粪便。尿液当中也分离到病毒，说明这些都有可能是潜在的传播途径。

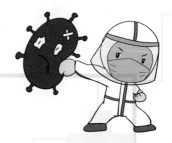

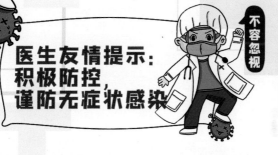

医生友情提示：
积极防控，
谨防无症状感染

不容忽视

众志成城　防控疫情

如何进行新型冠状病毒肺炎的治疗？

　　新型冠状病毒肺炎的确诊依据是核酸检测阳性且伴有相关临床症状。一旦确诊新型冠状病毒肺炎，首先应进行药物治疗。

　　药物治疗

　　第一，抗病毒治疗，目前为止还没有非常有效的抗新型冠状病毒肺炎的药物出现，常用的药物有克力芝、阿比朵尔、磷酸氯喹、利巴韦林等。这些抗病毒药物在临床中可以酌情选用。

　　第二，抗生素治疗，在新型冠状病毒肺炎治疗过程中，要根据患者的情况进行判断，如果合并细菌感染，加用抗生素；如果不合并细菌感染，一般不主张加用抗生素治疗。

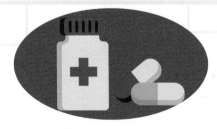

　　第三，调节免疫功能治疗，临床上所选用的有胸腺法新等。调节免疫的药物需要根据患者的情况酌情使用。

第四，祛痰治疗，新型冠状病毒破坏了人体很多器官，主要破坏的是肺，所以要注重祛痰、保护气道上皮等治疗。可以加一些祛痰药物，如乙酰半胱氨酸、溴己新等。

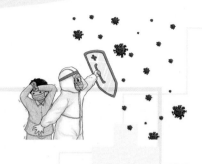

其他治疗

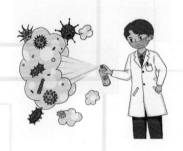

其他治疗，如基础病治疗，情绪调整，睡眠、饮食等辅助治疗，都会给治疗带来很大帮助。在新型冠状病毒肺炎诊治过程中，有很多患者有恐惧、焦虑心理，导致免疫力下降。通过心理医生的治疗和疏导，对治疗会起到很大帮助。

五 如何做好新型冠状
病毒肺炎的家庭防护？

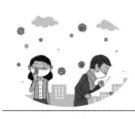

新型冠状病毒肺炎的传播方式
· 呼吸道飞沫传播
· 接触传播
· 密闭环境中气溶胶传播

新型冠状病毒肺炎的家庭防护措施——消毒
消毒前准备：戴口罩和手套
家庭常用消毒用品：
· "84" 消毒液
· 二氧化氯泡腾片
· 75% 乙醇溶液（医用酒精）

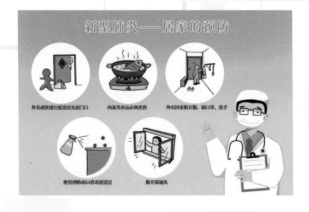

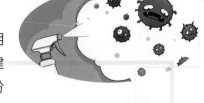

消毒方法：

·"84"消毒液：常用浓度为5.5%~6.5%，建议浓度1∶200，即1份消毒液加上200份水

·二氧化氯泡腾片：1片二氧化氯泡腾片加上2升水，可达到医用酒精的效果

·医用酒精：只允许擦拭，不可喷雾

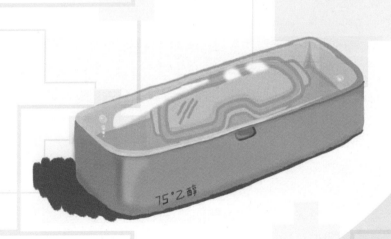

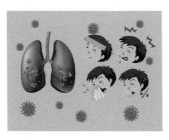

常见传染病的感染类型

第一类，以隐性感染为主。

第二类，以显性感染为主。

第三类，以显性感染为主，但病情非常危重，比如狂犬病毒，得了狂犬病，发病率和病死率都很高。

新型冠状病毒肺炎的感染类型

到目前为止，发现了隐性感染者，但是没有通常的隐性感染率那么高，其比例目前还不清楚。病原体侵入机体之后，会有3种表现，第一种表现，有临床症状。第二种表现，没有临床症状，但有传染过程。第三种表现，进入体内之后凭借自身的抵抗力很快把病毒消灭掉。这三类在人群当中都是存在的。

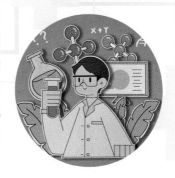

传染源的种类

传染源有 2 种，一种是无症状病原携带者，另一种是确诊的患者。确诊的患者容易被发现，从而进行隔离治疗。怎么能及早地发现无症状携带者，是目前防控工作当中的难点。从理论上讲，在疫情期间，对于密切接触者都应该做一次基因检测，筛查这些密切接触者是否有人已经感染但没有发病。

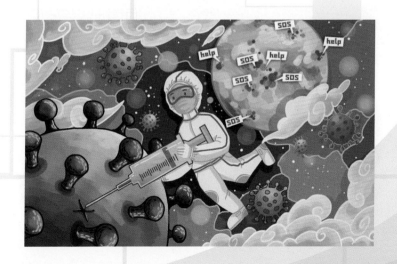

七 日常生活中如何做好传染病的个人防护？

易感人群

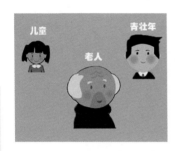

传染病流行的最后一个环节是易感人群，对于一种新型的冠状病毒，所有的人都是易感的。当易感人群聚集的时候，传染病流行的趋势就很大，这是防控工作的重点。

如何保护易感人群

第一种措施：预防接种疫苗。接种疫苗是有效的防控措施，但是对于新型冠状病毒感染，疫苗研发出来还需要一段时间。

第二种措施：预防用药，可以口服一些药物来预防。中医中药在这个方面有着独到之处。很多中医中药都有一定的预防作用，但是能预防到什么程度，还有待观察。

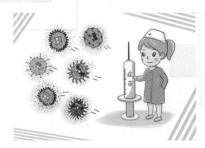

第三种措施：教会易

感者学会保护自己。病毒进入机体之后，不是人人都会发病，如果免疫力够强，身体素质好，自身就会产生抗体。平时锻炼身体，注意营养，多休息，避免疲劳，避免熬夜，保持心情愉快，可以增强免疫力和抵抗力。

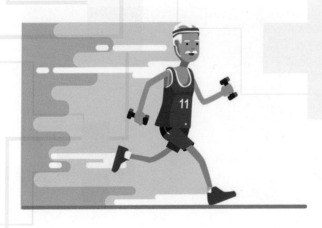

八 如何正确认识新型冠状病毒肺炎疫情带来的心理问题？

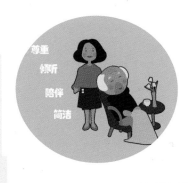

主要心理问题
- 恐慌
- 恐惧
- 紧张
- 心神不宁
- 无助
- 孤独
- 失眠

正确面对恐慌
- 建立对疾病的正确认知
- 树立对治疗的信心
- 自我调整
- 寻求帮助和支持
- 进行专业的咨询

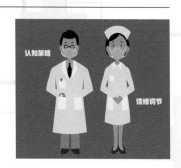

勇敢面对孤独

人是社会动物，怕孤独。在疫情面前，国家出台了许多防控疫情的紧急措施，在此期间需要提醒大家注意人与人之间的交往，人与人之间的距离。孤独感往往来自于人与人之间不能够进行亲密沟通和交流，此时可以通过电话或视频聊天，分享自己的心情，互相

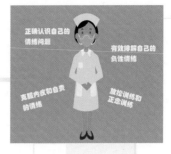

给予支持、安慰和鼓励，静待春暖花开的一天。

企事业单位复工防护

企事业单位复工复产后疫情防护应该注意两个环节,第一个环节是复工前的准备工作,包括个人准备和单位准备;第二个环节是复工后的防护工作。

个人准备工作:复工人员 14 天内应该自行居家监测体温,外地返工人员返回工作地,应该首先自行居家隔离 14 天,待身体无恙,方可复工。

单位准备工作:主要包括应急预案的制定,物资的储备,出入口检测点的设置,工作场所的消毒等。

复工后的防护:主要包括员工在上班出门前体温检测以及其他健康检测,如果体温超过 37.3℃,或者有干咳、乏

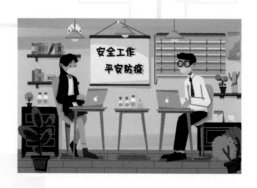

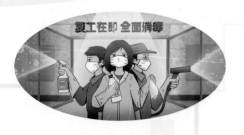

力、腹痛等症状，不建议去上班。上班出行途中，应尽量避免乘坐公共交通工具，如需乘坐，应尽量避免手接触公共物品，下车后对手和接触部位进行消毒。上班期间员工之间的交流应尽可能避免面对面交流，多采用电话或者网络视频的方式，不建议工作期间召开会议，必需召开会议应采用网络视频的方式。定时通风，频率大概在2～3次/天，每次不低于半小时。上班期间建议错峰就餐、分散就餐、外带就餐、下班之后员工不聚会、不聚餐。

学校复学防控

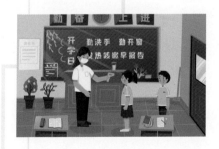

学校的防控关键是控制传染源。第一，应保证所有在校学生自身健康，没有感染者。如果自身觉得不舒服，就不要进学校。第二，在校园生活出去要有节制，特别是尽量减少去地摊、小店等地方的频率。第三，客人、亲戚、朋友来看望，最好不要进入校园，非常时期，尽量告诫亲朋好友少到校园里来。

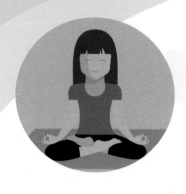

提高免疫力

对抗病毒还要提高易感人群总体免疫力。健康生活行为是提高免疫力的一个重要措施，合理膳食，适当运动，戒烟限酒、心理平衡，做到这4条，有望提高整体人群的免疫力。

中医如何治疗疫病？

中医的历史

从历史层面上来讲，5000 年的中华文明实际上就是 5000 年中医药发展的历程，是中医文化的历史，中医的历史实际上就是一部和疫病、瘟疫抗争的历史。从西汉到现在，经历了大规模的瘟疫 300 多次，在同疫病斗争的过程中，积累了丰富的经验。

中医治疗

这次疫病流行期间有一个药方叫"清肺排毒汤"，"清肺排毒汤"大部分内容来自于《伤寒杂病论》，随着历史的发展，明朝有了"瘟疫论"，清朝有了"湿热条辨""温病学"等，提出了"三焦辨证""卫气营血辨证"。这些理论使疫病的治疗日臻完善，从理论认识到临床用药，达到了较高的水平。特别是中、西医结合，以前看病讲究是望、闻、问、切，收集资料，现在通过患者的实验室检查、CT、磁共振成像等影像学检查，将这些内容与中医辨证结合

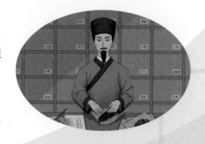

起来，从而使中医对疫病的治疗积累了极为丰富的经验。

中医辨证法

武汉新型冠状病毒肺炎患者有肌肉酸痛、发热、咳嗽、咳痰的症状，中医把肌肉酸痛、发热称为表症。再看舌苔，很厚，色白，称为寒湿疫，病邪在肌表，在卫表，通过这种辨证去治疗。

山西新型冠状病毒肺炎患者，表现就不尽一致。因为山西和湖北相比，山西气候干燥，武汉气候潮湿，所以山西患者和武汉患者的临床表现不一样，山西患者发热、怕冷，但是寒症的表现轻。症状有恶心、呕吐、咳嗽、咳痰，相比武汉患者症状较轻。根据这种表现再看舌苔，大部分患者舌苔偏红，色白，或者又白又黄。中医认为舌红是热，苔黄、苔白是热、湿，称为湿热侵犯。

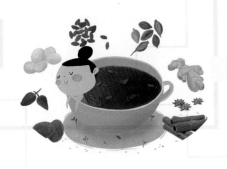

治疗湿温病，中医用"三仁汤""藿朴夏苓汤""甘露消毒丹"，还有针对这次疫情的"山卫中克冠一号"等。

第二章

常见健康问题的应急处理

剧烈腹痛还伴血便
要警惕哪类疾病?

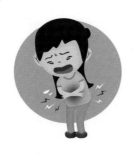

什么是急性肠坏死

急性肠坏死,常由外科急腹症引起,是肠壁血运障碍导致的肠道组织坏死。发病时间根据病因由数小时至数天不等,早期诊断困难,病情凶险,并发症多,病死率高。

急性肠坏死的临床表现

- 持续性腹痛
- 腹胀
- 恶心、呕吐
- 肛门停止排气、排便
- 腹部压痛、反跳痛、肌紧张
- 高热、低血压,甚至昏迷

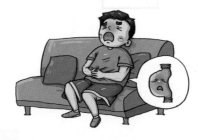

- 血常规白细胞显著升高
- 腹部超声/CT：腹腔积液、肠壁增厚
- 诊断性腹腔穿刺：清亮、淡红或暗红色积液，大多为暗红色积液

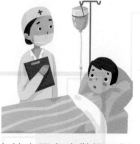

- 腹痛、腹胀患者补液量充足而突然少尿者应警惕肠坏死的可能

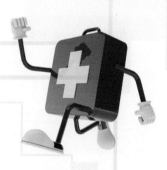

急性肠坏死的常见原因
- 肠梗阻
- 嵌顿疝
- 肠系膜血栓
- 肠扭转
- 肠套叠
- 炎症性肠病
- 腹部闭合性损伤致延迟性肠坏死
- 肿瘤

急性肠坏死的治疗
- 禁食、禁水
- 抗生素治疗
- 静脉补液、营养支持，纠正水、电解质紊乱
- 一旦考虑肠坏死，早期手术是治疗的关键
- 肠系膜血栓患者术后早期应用肝素抗凝

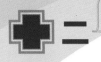 二 肚子硬邦邦，一碰就痛，
要警惕哪类穿孔？

什么是急性胃肠穿孔

胃、十二指肠溃疡穿破，使胃或十二指肠壁与腹腔相通，称为胃、十二指肠溃疡穿孔。也可见于恶性肿瘤或憩室炎症穿孔。

急性胃肠穿孔的表现

- 突发上腹部剧烈疼痛
- 持续性刀割样、烧灼样痛
- 疼痛很快扩散到全腹
- 四肢冰冷、心慌、气短
- 恶心、呕吐、腹胀、发热
- 全腹有压痛、反跳痛及肌紧张

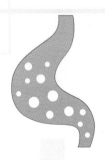

急性胃肠穿孔的治疗

绝大多数的胃肠道穿孔都需要手术治疗，所以及时就医是急性胃肠穿孔诊治的关键。

溃疡穿孔在治疗原则上应尽快行外科手术治疗。治疗延迟，尤其是超过 24 小时者，病死率和并发症

发生率明显增加，住院时间延长。如果患者一般情况较好，且诊断尚未明确时，可先行非手术治疗密切观察。

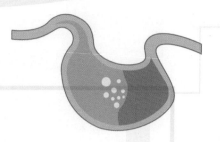

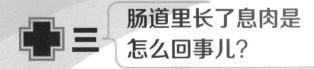

三 肠道里长了息肉是怎么回事儿？

　　随着人们生活水平的不断提高以及生活方式的改变，我国结直肠癌的发病率日渐增高。大量的研究表明，手术切除结直肠容易恶变的息肉如腺瘤，有助于降低结直肠癌的发病率和病死率。因此，发现并早期治疗结直肠息肉对于预防结直肠癌至关重要。

什么是结直肠息肉
　　凡从黏膜表面突出到肠腔的息肉病变，在未确定病理性质前均称为息肉。

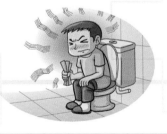

结直肠息肉的病因
- 长期腹泻
- 长期便秘
- 遗传
- 炎症性疾病

结肠息肉的表现
- 息肉多无症状，往往是在内镜检查时偶尔被发现。
- 较大的息肉可引起腹部不适、腹胀、腹痛、腹泻、便秘等，但多被忽视。

• 部分息肉可引起大便带血、黏液血便。

结肠息肉的治疗对策及随访

小的增生性息肉或炎性息肉，因无癌变潜能可以不作处理。较大的息肉，以及组织学证实为腺瘤性息肉者，为避免引起息肉出血、梗阻或癌变，一旦发现应立即摘除。

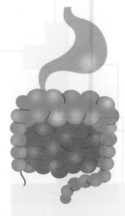

常用的有内镜下息肉摘除术、黏膜切除术，也可应用激光气化治疗。

较大息肉切除术后，为预防出血、穿孔等并发症，一般需住院留观，息肉切除黏膜创面大、可疑出血者，应适当延长留观时间。

术后的处理与随访

• 定期复查。一般半年内复查 1 次，若阴性者可间隔 1 到 2 年再复查 1 次。

• 有重度不典型增生或癌变的腺瘤，内镜下息肉摘除术后 3 个月内复查，如无残留则半年内再复查，如有残留建议手术治疗或进一步内镜下处理。

• 其他非肿瘤性息肉一般可于 1 年后复查 1 次，若阴性者可间隔 3 到 5 年复查。

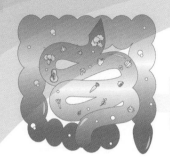

• 多发性息肉一般要求半年到1年内复查，主要是防止息肉遗漏。

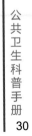

四 出现挫伤怎么办?

什么是挫伤

由钝性物体直接作用于身体软组织而发生的非开放性损伤。头部、关节、胸壁、骨盆和腰背部等为多发部位。

挫伤的常见原因

活动中互相碰撞出现较多，较为常见的原因有棒打、车撞、马踢、跌倒等意外伤害。

挫伤的临床表现

• 轻度挫伤一般为毛细血管溢血造成的肿胀、明显疼痛等症状。

• 重度挫伤可引起血肿甚至休克。

• 部位不同的挫伤也可引起不同的功能障碍，如关节挫伤可在运动时出现明显疼痛；胸壁挫伤可出现血胸甚至骨折，并发休克和心肺功能异常等。

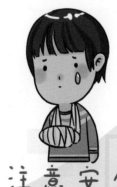

注意安全

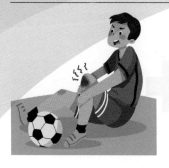

挫伤的现场救治

轻微软组织挫伤的治疗通常可以采用镇痛、理疗、制动等方法。

• 受伤 24 小时内局部冷敷。

• 皮肤无开放性损伤可采用敷药治疗。

• 敷药后可用绷带固定，局部制动。

五 得了甲沟炎怎么办?

什么是甲沟炎

甲沟炎是指（趾）甲周围软组织的化脓性感染，伴炎性渗出及肉芽组织增生，临床表现为患处红肿疼痛，是一种外科常见疾病。

甲沟炎的分型

根据发病类型分为原发型和继发型；根据发病原因大致分为自发型、外伤型、感染型、遗传型等；按照病程长短可分为急性甲沟炎和慢性甲沟炎。

引起甲沟炎的常见原因

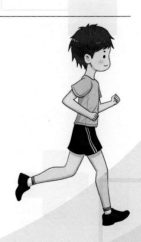

- 遗传因素
- 畸形指（趾）甲
- 机械损伤
- 修剪指（趾）甲不当
- 穿不合适的鞋子
- 身体过胖
- 真菌感染

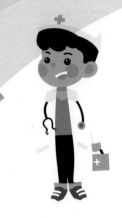

甲沟炎如何治疗

治疗分为保守治疗和手术治疗，保守治疗一般指无创治疗，常用于甲沟炎感染的Ⅰ、Ⅱ期。

保守治疗

- 浸泡法及湿敷法
- 抗感染治疗
- 中药治疗
- 引流、局部减压消肿

手术治疗

甲沟炎的手术治疗基本上经历了甲板拔除、甲基质去除、整体矫形术三个阶段。

- 部分甲板或全甲板拔除术
- 甲板和甲床部分切除术
- 甲沟重建
- 激光手术治疗

六 运动后肌肉拉伤怎么办?

什么是肌肉拉伤

肌肉拉伤是肌肉在运动中急剧收缩或过度牵拉引起的损伤。包括肌肉微细损伤、肌肉部分撕裂或完全断裂,是常见的运动损伤之一。

临床表现

肌肉轻微损伤可出现局部疼痛、压痛、肿胀、肌肉紧张、发硬、痉挛。

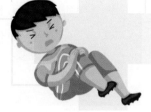

受伤肌肉主动收缩或被动拉长时疼痛加剧或有断裂的凹陷出现,则可能出现肌肉部分撕裂。

有些伤员伤时有撕裂样感,肿胀明显及皮下淤血严重,触摸局部有凹陷或见一端异常隆起者,可能为肌肉断裂。

常见原因

- 运动前准备活动不充分
- 体质较弱
- 运动技术偏低

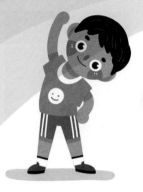

• 气温过低，湿度太高，活动场地太硬等

___

现场救治

肌肉拉伤急性期的处理有 4 个基本处理措施是需要注意的，英文简称"RICE 原则"。

• "R" = "rest"（休息）

• "I" = "ice"（冰敷）

• "C" = "compression"（压迫）

• "E" = "elevation"（抬高）

在受伤初期，切忌采用按摩的方式处理。

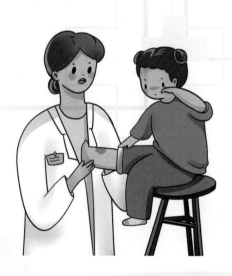

✚七 哪些情况适合马上做冷敷？

什么是冷敷

用冰袋或冷湿毛巾敷于头额、颈后或病变部位皮肤上。可促使局部血管收缩，控制小血管的出血和减轻张力较大肿块的疼痛，达到消肿止痛之功效。高热患者，敷于头额、颈后可降低体温，改善不适感。

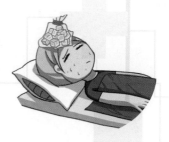

冷敷的功效

- 止血
- 消肿
- 降温

家庭应用

冷敷适用于扁桃体摘除术后，鼻出血，早期局部软组织损伤，高热患者及中暑者，牙痛及脑外伤患者。冷敷可用小毛巾在冷水或冰水中浸湿，拧成半干，敷于局部，每隔 1～3 分钟更换一次，持续 15～20 分钟。也可用冰袋裹上毛巾敷于局部，但要注意避免冻伤。

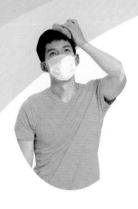

注意事项

- 时间不能持续过久，每敷 20~30
  分钟应停一会儿再敷。
- 经常观察皮肤变化，10 分钟一次。
- 冷敷过程中，若患者有寒战、脉搏
  加快、呼吸困难、面色改变时，应
  停止冷敷。

坐的不好就晕，换个
姿势就好是什么情况？

耳源性眩晕

耳源性眩晕指前庭迷路感受异常引起的眩晕。

临床表现

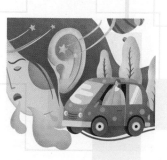

- 发作性眩晕
- 听力减退及耳鸣
- 恶心、呕吐
- 面色苍白、出汗
- 水平性或水平兼旋转性眼
  球震颤
- 自感物体旋转或自身旋转
- 行走偏斜或倾倒等

常见原因

- 梅尼埃病
- 前庭神经炎
- 中耳炎
- 迷路积水
- 头部外伤

- 情绪激动
- 疲劳

治疗方法

- 眩晕发作期中，患者应自选体位卧床休息。戒刺激性饮食及烟、酒，宜少盐饮食。

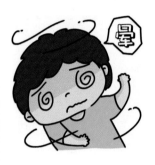

- 消除患者紧张情绪及顾虑，对药物中毒引起眩晕者应立即停药，多饮水。
- 在间歇期不宜单独外出，防止突然发作，出现事故，对于位置性眩晕患者，可加强前庭锻炼，注意精神调理，保持心情舒畅。

感觉天旋地转还伴眼前发黑是怎么回事儿？

脑血管病引起的眩晕

脑血管性眩晕是指主要由脑血管疾病引发的一类眩晕，占各种眩晕的 50% 以上。

发病原因

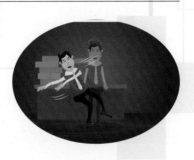

- 迷路卒中，又称内听动脉血栓形成
- 延髓背外侧综合征
- 椎-基底动脉系统供血不全或脑梗死

临床表现

突然发生剧烈旋转性眩晕，可伴有恶心、呕吐，10～20 天后逐渐减轻，多伴有耳鸣、耳聋，而意识清楚。患者一般会出现反复发作性眩晕，伴有耳聋、耳鸣、耳闷，也会伴有复听、恶心、呕吐、出冷汗、面色苍白、四肢冰凉等症状。

急救措施

- 若发现患者在路旁、厕所或人多的地方昏倒，应小心地把患者抬到卧室或宽敞的场所。
- 尽量避免长途转运。
- 转诊途中，尽量减少患者身体及头部的震动。
- 保持呼吸道通畅。
- 转送途中，可携带氧气及急救药物，密切观察患者的意识、瞳孔、体温、脉搏、呼吸及血压的变化。

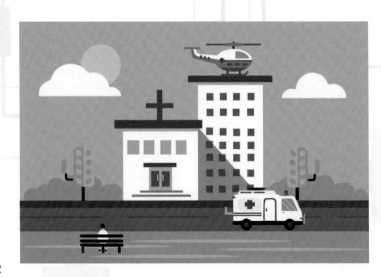

外伤伤了颈椎该如何保护？

什么是颈椎损伤

颈椎损伤是指由于外界直接或间接因素导致脊髓损伤，在损害的相应节段出现各种运动、感觉、括约肌功能障碍，肌张力异常及病理反射等相应改变。

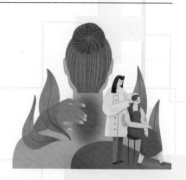

临床表现

- 颈痛和头痛
- 背痛和上肢放射痛
- 认知及心理异常
- 其他症状：如吞咽困难、头晕、视力障碍、脑神经损伤、自主神经系统损害、颞下颌关节功能障碍、斜颈、前胸痛等

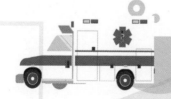

常见原因

- 交通事故

- 建筑事故

- 运动时从高处摔下，如从单杠、双杠、高低杠上摔下，或骑马摔下

- 突发性意外损伤，如拳击、棒击颈部，坠落物击伤等

治疗方法

首先要立刻呼叫"120"急救中心，确保医护人员以最短时间到达现场，迅速对患者的病情作出评估，实施紧急、准确的救护措施，挽救患者生命，防止伤势或病情恶化，减轻伤患的痛苦。

用担架、木板或门板搬运。先使伤者两下肢伸直，两手相握放在身前。担架放在伤员一侧，3 人同时用手平抬伤员头、颈、躯干及下肢，使伤员成一整体平直托至担架上。

注意不要使躯干扭转，特别注意勿使伤者呈屈曲体位时搬运。对于颈椎损伤的伤员，需有一人专门托扶头部，并沿纵轴向上略加牵引。

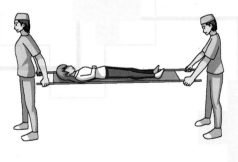

第三章

慢性病的自我管理

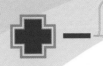 哪些症状可能是
冠心病的预兆？

什么是冠心病的预兆

冠心病的预兆症状，通常是指预示着在短期内可能出现急性心肌梗死甚至心肌梗死之后猝死的症状。

冠心病的预兆有哪些症状

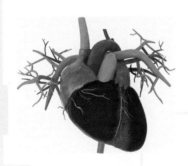

对于以前没有过心绞痛的患者，新出现的胸痛是最主要的预兆。在活动量增大的时候出现的胸痛，如以前可以一口气上3层楼，现在走到2层就出现了胸痛，停下来休息几分钟能减轻一些。这是"初发劳力性心绞痛"，是一个非常典型的预兆症状。

也有一些不是活动时候出现的胸痛，也非常有预测价值。比如在胸痛的同时，左肩以及左臂也出现疼痛，或者同时出一身冷汗等。有些患者不表现为胸痛，而是表现为嗓子发紧或牙痛。如果有以上这些症状，要高度警惕心肌梗死的风险。

以前有过心绞痛的患者，如果近期感觉心绞痛的程度

有所加重，比如以前走 500 米才痛，现在走 200 米就开始痛，这也可能是出现心肌梗死的一个预兆。

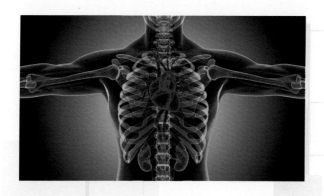

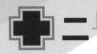 **二** 冠心病有哪些类型?

什么是冠心病

冠心病的全称是"冠状动脉粥样硬化性心脏病"。大家都知道，俗话说"人心都是肉长的"。心脏主要是由大量心肌细胞组成的。这些细胞需要有足够的血液提供营养。给心脏供血的血管叫作冠状动脉，如果冠状动脉堵塞了，给心脏供的血就过不去，或者过去得少了，心脏的细胞就不能很好地工作，甚至还有可能被饿死。这种情况就是我们常说的"冠心病"。

冠心病的两种类型

• 一种类型的冠心病发病非常急，就好像火山喷发一样，患者可以有新出现的胸痛症状，也可以表现为以

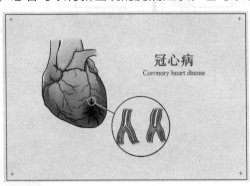

前的症状突然加重，严重的时候甚至导致猝死，出现
这种情况的原因是冠状动脉的急性堵塞，心脏对于缺
血缺乏足够的适应过程。

• 另一种类型的冠心病发病非常缓慢，就好像下水道的
水垢，只要没有完全堵住，水就可以慢慢漏下去。这
种类型的发病原因是冠状动脉堵塞的进展非常缓慢，
心脏有足够的时间去逐渐适应，因此患者可以没有明
显的症状。

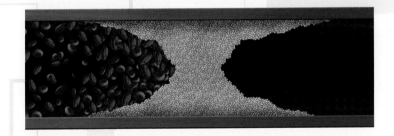

✚三 高血压患者用药有哪些注意事项？

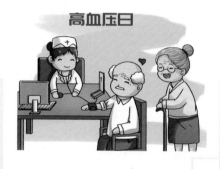

高血压日

吃药的时间

大多数高血压患者的血压还是表现为白天高、晚上低的特点，所以降压药通常还是在早上吃。有些患者会发现，早上吃药把白天的血压控制得很好，但是吃药之前的血压还是很高，于是就不断地增加早上的药量，导致白天的血压变得很低，但是吃药之前的血压依然很高。这种做法是不对的。因为清晨血压其实反映的是夜间血压。清晨血压偏高时，应该在傍晚或睡前增加降压药。

哪些药不可以掰开吃

一般来说，如果降压药是控释片或者缓释片，都不建议掰开服用。

降压药有没有什么副作用，是不是伤肝、伤肾

每种降压药都有一些比较常见的不良反应，比如减慢

心率、水肿、咳嗽等，但是这些不良反应大多数在停药后都会迅速消失，不会对人体造成过多的伤害。除了一些本身肾功能不好的患者外，降压药物损伤肝、肾功能的概率非常低，如果实在担心，可以在用药之后 1～2 周做一次肝、肾功能检查，明确一下有无肝、肾损害。

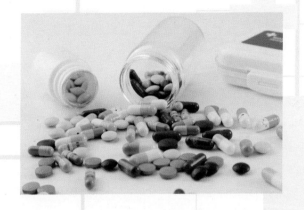

四 高血压患者一定需要药物治疗吗?

高血压患者不一定需要药物治疗。

治疗高血压的基本原则

通过把血压控制在一个合适的范围内,以减少升高的血压对人的损害。所以,不管通过什么方法,只要把血压降下来就行。

降血压的方法

降血压的方法有很多种,吃药只是其中的一种。

不吃药的方法主要是指一些生活方式的改善,比如吃东西不要太咸、增加运动、减轻体重、良好的生活作息等。当然,改善这些生活方式的降压效果通常比较慢,如果体

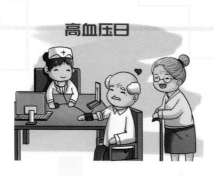

育运动之前血压太高也会有一定的风险,所以在开始运动之前,或者刚开始改善生活方式时,应先用药物控制一段时间,等到通过改善生活方式控制血压的效果逐

渐显现了，再逐渐减药。

　　另外，还有一些合并的疾病也会引起血压升高，比如严重的失眠、焦虑，严重的鼾症，也就是打呼噜，这些疾病得到治疗之后，血压也会有所下降。

　　最后，人的血压也受到气候的影响，夏天的血压普遍要比冬天低一点。有一部分患者在医生的指导下，可以在夏天逐渐减少甚至停用降压药。

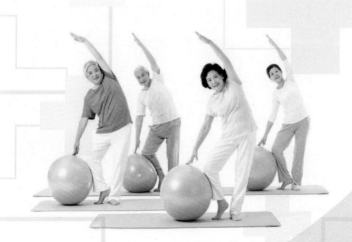

五　引发慢性阻塞性肺疾病的危险因素有哪些？

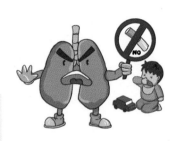

慢性阻塞性肺疾病（简称"慢阻肺"）已经成为与高血压、糖尿病等并列的中国居民最常见的慢性疾病，造成重大疾病负担。中国肺健康研究显示，我国慢阻肺患者人数约1亿。

哪些因素可导致慢阻肺的发生

- 吸烟
- 环境暴露
- 室内颗粒物暴露
- 性别
- 哮喘和气道高反应性
- 肺生长发育不良
- 感染
- 遗传因素

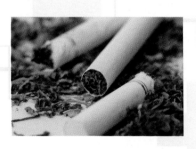

六 如何知道自己是否患有慢性阻塞性肺疾病？

慢阻肺作为一种可防可治的疾病，仍然有很高的致残率和致死率，与其早期症状隐匿，容易被忽视是分不开的。许多人等到疾病晚期，症状十分严重才到医院就诊，耽误了最佳诊疗的时机。

慢阻肺的主要症状

- 咳嗽、咳痰
- 逐渐加重的活动后呼吸困难

慢阻肺的进展

疾病早期，患者可无症状或者仅表现为咳嗽、咳痰。许多患者因为常年吸烟而忽视了这些早期的症状。

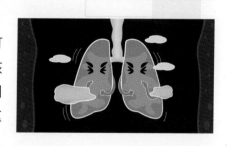

随着疾病的进展，肺功能逐渐下降，患者开始出现活动后的呼吸困难。平静时没有感觉，但是活动量变大，如爬楼、快跑或者干重活时，就感到乏力、胸闷、气促、呼吸困难。随着疾病逐渐加重，发展到平地行走就感到力不从心。甚至吃饭、洗澡、穿衣都成问题。如果不能得到及时治疗，可能会发展至呼吸衰竭、肺源性心脏病阶段。

慢阻肺最重要的危险因素

吸烟，随着吸烟量的增加，年龄的增长，烟草对于肺功能的不良影响也逐渐显现出来。另外，对于女性来说，做饭、生物燃料的接触也是发病的重要危险因素。

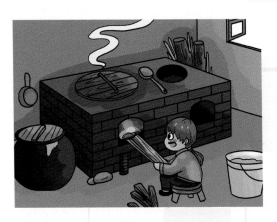

慢阻肺的诊断

- 采集详尽的病史，判断是否有其他疾病的可能。
- 拍胸部 X 线片或者做肺 CT 检查，明确是否有慢性支气管炎和肺气肿的影像学表现。
- 完善肺功能检查，评估气道有没有气流阻塞以及疾病的严重程度。
- 抽血，评估血气分析的情况，明确有没有呼吸衰竭的存在。

慢阻肺的自我评估

我们可以问自己以下 5 个小问题。如果有 3 个以上回答为"是"，就有可能患有慢阻肺，应该尽早到医院做进一步检查，明确诊断。

- 是否经常咳嗽？
- 是否经常咳黏痰？
- 在爬楼梯、遛狗、逛街、购物等日常活动时，是否比同龄人更容易气短？
- 年龄是否超过 40 岁？
- 现在是否吸烟或经常吸烟？

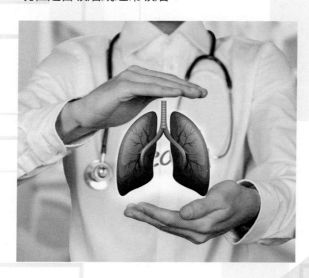

七 糖尿病并发症包括哪些？

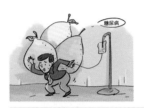

糖尿病并发症的分类

糖尿病并发症包括急性并发症和慢性并发症，糖尿病患者应每年进行并发症筛查和评估。

急性并发症

- 糖尿病酮症酸中毒（DKA）
- 高血糖高渗状态
- 乳酸酸中毒

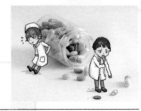

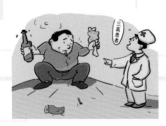

慢性并发症

- 大血管病变
- 微血管病变
- 神经病变
- 糖尿病足

八 2型糖尿病综合管理的内容包括哪些?

2型糖尿病的并发症

2型糖尿病常合并高血压、血脂异常、肥胖等,随着血糖、血压、血脂等水平的升高及体重的增加,2型糖尿病并发症的发生风险、发展速度及其危害等显著增加。

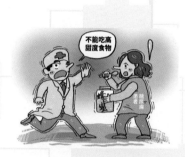

2型糖尿病综合管理内容

2型糖尿症的综合管理包括降血糖、降血压、调节血脂、抗血小板、控制体重和改善生活方式等治疗措施。降糖治疗包括控制饮食、合理运动、血糖监测、糖尿病教育和应用降糖药物等。

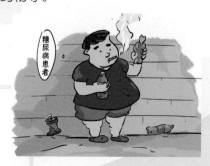

中国 2 型糖尿病综合控制目标

指标	目标值
血糖（mmol/L）*	
空腹	4.4～7.0
非空腹	<10.0
糖化血红蛋白（%）	<7.0
血压（mmHg）	<130/80
总胆固醇（mmol/L）	<4.5
高密度脂蛋白胆固醇（mmol/L）	
男性	>1.0
女性	>1.2
甘油三酯（mmol/L）	<1.7
低密度脂蛋白胆固醇（mmol/L）	
未合并动脉粥样硬化性心血管疾病	<2.6
合并动脉粥样硬化性心血管疾病	<1.8
体重指数（kg/m^2）	<24.0

2型糖尿病综合管理内容

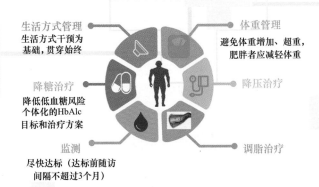

生活方式管理
生活方式干预为
基础，贯穿始终

体重管理
避免体重增加、超重，
肥胖者应减轻体重

降糖治疗
降低低血糖风险
个体化的HbA1c
目标和治疗方案

降压治疗

监测
尽快达标（达标前随访
间隔不超过3个月）

调脂治疗

九 哪些人需要使用胰岛素?

胰岛素治疗是控制高血糖的重要手段。1型糖尿病患者需依赖胰岛素维持生命，也必须使用胰岛素控制高血糖；2型糖尿病患者虽不需要

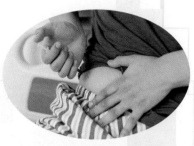

胰岛素来维持生命，但当口服降糖药效果不佳或存在口服药使用禁忌时，仍需使用胰岛素，以控制高血糖并减少糖尿病并发症的发生危险。在某些时候，尤其是病程较长时，胰岛素治疗可能是最主要的、甚至是必需的控制血糖措施。

胰岛素治疗的适应证

• 1型糖尿病患者在发病时就需要胰岛素治疗，且需终身胰岛素替代治疗。

• 新发病的2型糖尿病患者如有明显的高血糖症状、发生酮症或酮症酸中毒时，首选胰岛素治疗。待血糖得到良好控制、症状得到显著缓解后再根据病情确定后续的治疗方案。

• 新诊断糖尿病患者分型困难，与1型糖尿病难以鉴别

时，可首选胰岛素治疗。待血糖得到良好控制、症状得到显著缓解、确定分型后再根据分型和具体病情制定后续的治疗方案。

- 2 型糖尿病患者在改变生活方式和口服降糖药的基础上，若血糖仍未达到控制目标，即可开始胰岛素治疗。

- 在糖尿病病程中（包括新诊断的 2 型糖尿病），出现无明显诱因的体重显著下降，应该尽早使用胰岛素治疗。

- 妊娠期糖尿病：如经过饮食、运动控制血糖仍未达标，应使用胰岛素治疗。

- 慢性胰腺炎和胰腺癌等导致的继发性糖尿病需要胰岛素治疗。

- 急性应激（如围术期，围生期，严重感染，严重精神应激）伴慢性消耗性疾病（如结核病、癌症和肝硬化等）以及严重的肝肾功能不全者需要胰岛素治疗。

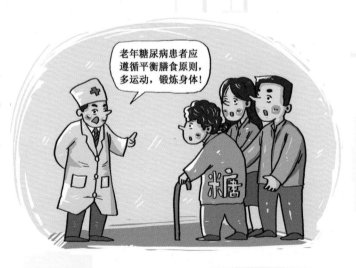

老年糖尿病患者应遵循平衡膳食原则，多运动，锻炼身体！

口服降糖药的种类有哪些？如何选择？

如果通过饮食和运动不能使血糖控制达标，则应及时采用药物治疗，选择药物时要综合考虑患者糖尿病病程、体重、血糖水平、合并心脑血管疾病和肾脏疾病情况、肝肾功能、胃肠道耐受性以及经济情况等因素进行个体化选择。

口服降糖药的种类及适应证

- 双胍类：二甲双胍是2型糖尿病首选的降糖药物，尤其是超重和肥胖的糖尿病患者。
- 磺脲类：适用于病程短、胰岛功能尚可的非肥胖糖尿病患者，包括格列吡嗪、格列齐特、格列喹酮、格列美脲等。
- 格列奈类：降糖机制和适用人群同磺脲类，但格列奈类为短效促胰岛素分泌剂，适用于以餐后高血糖为主的2型糖尿病患者，包括瑞格列奈和那格列奈。
- 噻唑烷二酮类：目前主要是吡格列酮，但需注意心血管疾病和膀胱癌风险。
- α-糖苷酶抑制剂：延缓碳水化合物在肠道内的消化和吸收，主要降低餐后血糖，适合饮食结构以碳水化合物为主的餐后高血糖患者，包括阿卡波糖和伏格列波糖等。

- 二肽基肽酶-4（DPP-4）抑制剂：包括西格列汀、利格列汀、维格列汀、沙格列汀和阿格列汀。
- 钠-葡萄糖协同转运蛋白2（SGLT2）抑制剂：适合合并心力衰竭、慢性肾脏病和动脉粥样硬化性心血管疾病患者，包括卡格列净、达格列净和恩格列净。

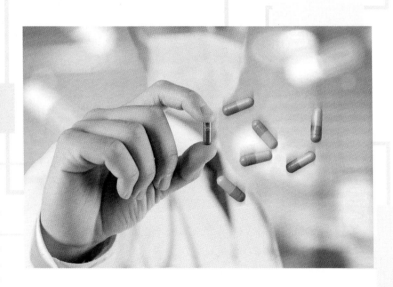

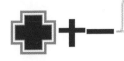

十一 哪些症状提示你可能患有哮喘?

哮喘的典型症状

- 喘:即反复发作的喘息或呼气性呼吸困难。在遇到过敏原、刺激性气体、呼吸道感染等诱发因素后,哮喘患者会突然出现喘息、胸闷或呼吸困难的症状,持续数小时至数天不等。

- 哮:即哮鸣音。在哮喘患者症状发作的时候,常常伴有哮鸣音的出现。严重的时候,可以听到伴随着呼气患者气管内发出像拉风箱一样"吼吼"的声音。

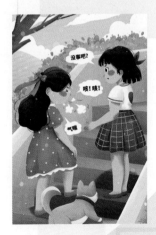

- 可逆性:喘息或呼吸困难会随着诱发因素的去除减轻或者自行缓解。

- 昼夜节律:哮喘患者的症状大多在夜间及凌晨发作或加重,白天相对较轻。

哮喘发作的伴随症状

• 鼻过敏症状：流鼻涕、打喷嚏

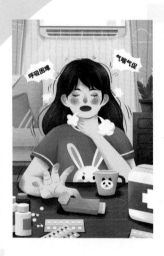

• 眼过敏症状：眼睛发痒、
结膜水肿、发红

• 皮肤过敏症状：发痒、起
风团

常见的不典型哮喘症状

• 咳嗽

• 胸闷

• 运动后喘息

这些不典型症状的存在，是
哮喘患者延误治疗的重要原因。

✚十二 哪些因素可诱发哮喘发作?

　　支气管哮喘是一种机制复杂的慢性气道炎症性疾病。了解其病因及疾病的诱发因素,有助于患者做好自我管理、减少症状的发作。

遗传因素

　　哮喘是一种复杂的具有多基因遗传倾向的疾病,发病有明显的家族聚集现象。亲缘关系越近,患病概率越高。

环境因素

- 室内变应原(过敏原):尘螨、家养宠物毛发及皮屑、蟑螂、羽绒制品、霉菌等。

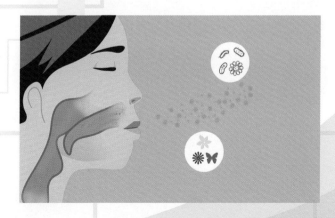

- 室外过敏原：树、草、豚草花粉等。
- 食物过敏：食物过敏患者的全身性过敏反应可能包括哮喘症状，但食物过敏原很少引起不伴有其他症状的单纯性哮喘。容易引起过敏的食物包括海鲜、蛋类、牛奶、坚果。
- 药物：阿司匹林、酒精、非选择性 β 受体阻断剂（普萘洛尔，商品名心得安）也可能导致哮喘的发作。
- 非特异性刺激：吸烟、刺激性气体、空气污染、沙尘以及职业环境中接触的高分子气体 / 粉尘等。
- 气候变化：极端空气温度和湿度变化可以引起支气管收缩，导致哮喘的发作。

感染

呼吸道病毒感染会损伤气道上皮细胞，导致气道敏感性增加，诱发支气管哮喘发作。

情绪因素

哮喘患者喘息发作与焦虑、抑郁、情绪应激反应有关。儿童发生严重哮喘发作也与父母的抑郁和压力相关。

运动

运动时由于吸入大量相对寒冷、干燥的空气，可能导致气道痉挛，诱发支气管哮喘发作。

激素水平变化

月经周期及妊娠可能引起女性患者哮喘症状的波动。

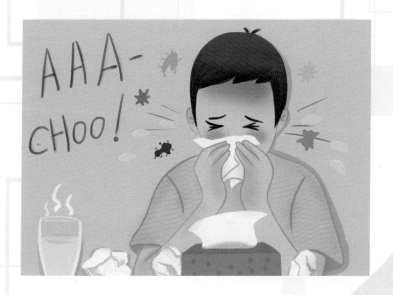

十三 哪些症状提示有可能正在发生脑卒中？

脑卒中会出现的症状

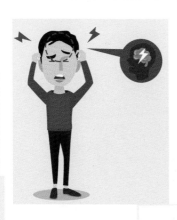

大脑不同的区域有不同支配功能。当支配运动的区域出现脑卒中，会引起支配的肢体偏身瘫痪；感觉区域病变会引起感觉的丧失，管视力视野的区域病变，会引起视力下降，视野缺失；支配语言的区域病变，会引起语言障碍，不能言语或者构音障碍。

如何简单、快捷的判断是否发生了脑卒中

简单识别卒中的方法——"卒中120"：

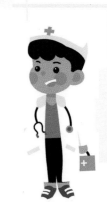

- "1"，看一张脸，有无不对称、嘴巴歪
- "2"，查2个胳膊，有无单侧无力，抬不起来

• "O"表示聆听说话，有无口吃不清

如果有上述情况，一定记得拨打急救电话"120"，及时到医院就诊。此外还有些患者会有一些先兆，提示近期可能发生脑卒中，比如短期内反复出现发作性肢体无力，虽然无力会缓解，但这种刻板出现的症状常常提示大血管出现狭窄，也需要及时就诊，进行检查、治疗。

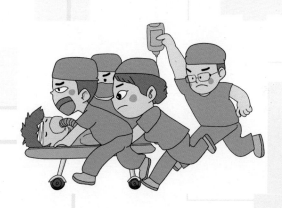

十四 发生急性脑卒中该如何处理？

如果发生了急性脑卒中，第一件事情就是打急救电话"120"，而不是在家里等待，或者向熟人咨询。

时间窗的重要性

脑卒中发生后，每耽误 1 分钟，就会死亡 190 万个脑神经细胞。以急性缺血性卒中为例，早期最有效的治疗就是静脉溶栓，但这个溶栓治疗有时间限制，一定要在 4.5 小时之内完成，超过时间窗用药，出血的风险就会增加。

溶栓的注意事项

- 尽早到医院，以免延误治疗。
- 发病后一定要在 4 小时之内赶到医院，留出至少半小时做检查，给医生查体、判读影像检查的时间。

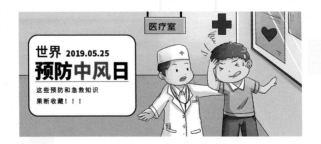

- 一定选择有溶栓能力的医院。2020 年 5 月刚发表了北京市溶栓地图，上面不仅标注了可以溶栓的医院，还特别标注了优秀的静脉溶栓医院，共有 10 多家。

如果超过时间窗了，是否就丧失溶栓机会了？

确实如此，如果到院超过 4 小时，就没有办法静脉溶栓了。但有些大血管闭塞的患者，还可以接受动脉取栓治疗。因此，还是强调一下，一定要尽快去有溶栓资质的医院，让医生判断患者的情况，并接受相应的治疗。

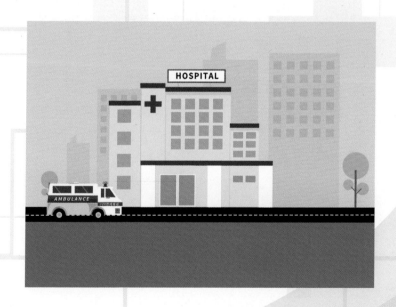

✚十五 — 如何预防脑卒中?

要想避免脑卒中,就要了解引起脑卒中的危险因素。研究发现,危险因素包括不可控制的危险因素和可控制的危险因素。

不可控制的危险因素

年龄、性别、种族、遗传是不可控制的危险因素。这也就是为什么老年人群即使没有其他危险因素,脑卒中的发生率也远高于中青年人群。

可控制的危险因素

要想避免脑卒中,现在人们能做的就是避免那些可控制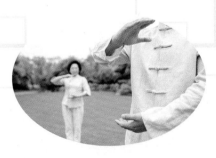的危险因素。2016年《柳叶刀》杂志对目前全球范围可以控制的危险因素进行了调查。结果发现,通过控制以下危险因素可以有效地降低脑卒中的发生率。

- 避免高血压（降低 48%）
- 经常锻炼（降低 36%）
- 管控身体脂肪（降低 27%）
- 健康饮食（降低 19%）
- 戒烟（降低 12%）
- 远离心血管疾病（降低 9%）
- 控制饮酒和控制压力（降低 6%）
- 控制糖尿病（降低 4%）

其中控制高血压是重中之重，可以降低 48%的脑卒中发生。经常锻炼可以降低 36%的脑卒中发生。

因为脑卒中是一种高复发率的疾病，一定要做好二级预防。按时吃药，定期复诊，监测相关的指标，避免复发。

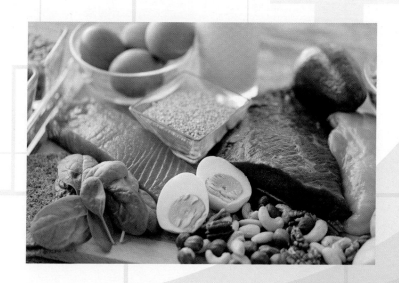

✚十六 怎样进行 骨质疏松的防治？

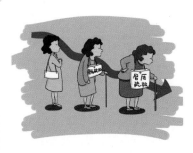

骨骼强壮是维持人体健康的关键，骨质疏松症的防治应贯穿于生命全过程，骨质疏松性骨折会增加致残率或致死率，因此骨质疏松症的预防与治疗同等重要。骨质疏松症的主要防治目标包括维持骨量和骨质量，预防骨丢失；避免跌倒和骨折。

骨质疏松症的防治措施主要包括调整生活方式、骨健康基本补充剂、抗骨质疏松症药物干预和康复治疗。

调整生活方式
- 加强营养，均衡膳食
- 充足日照
- 规律运动
- 戒烟、限酒，避免过量饮用咖啡、碳酸饮料。

骨健康基本补充剂
- 钙剂
- 维生素 D

哪些人需要使用抗骨质疏松症药物

- 经骨密度检查确诊为骨质疏松症的患者
- 已经发生过椎体和髋部等部位脆性骨折者
- 骨量减少但具有高骨折风险的患者

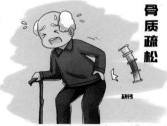

常用的抗骨质疏松症药物有双膦酸盐类、降钙素类、雌激素受体调节剂类等。需要由医生根据患者骨密度结果、临床症状及其他合并疾病等情况选择适合的药物。

康复治疗

　　针对骨质疏松症的康复治疗主要包括运动疗法、物理因子治疗、作业疗法及康复工程等。运动疗法简单实用，需要遵循个体化、循序渐进、长期坚持的原则，包括有氧运动（如慢跑、游泳）、冲击性运动（如跳绳）、振动运动（如全身振动训练）等。治疗方式与治疗剂量需要医生依据病情与患者耐受程度进行评估和选择。

十七 如何预防骨关节炎?

　　骨关节炎就是由于关节老化和磨损出现软骨损伤、骨质增生而引起的慢性退行性骨关节病，是老年人的常见病。人们常说，人老腿先老，是有一定道理的。

膝骨关节炎的主要症状
- 关节疼痛或压痛
- 关节活动受限
- 关节出现响声
- 关节肿胀
- 早轻晚重

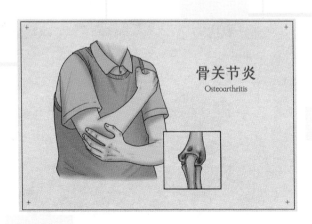

导致膝骨关节炎的主要原因

- 高龄
- 体重
- 劳损

如何预防骨关节炎

- 日常生活中要注意做好关节的保护，应尽量减少对关节损伤较大的活动；
- 控制体重，肥胖者应减轻体重，减少关节的负重；
- 适当补充氨基葡萄糖和钙剂，增强软骨和骨质强度，预防骨质疏松；
- 关节保暖，避免潮湿受寒；
- 适当进行可以改善关节功能的体育锻炼。

如何通过运动预防骨关节炎

- 长期坚持低强度有氧运动；
- 避免登山、爬楼、跑步机跑步和打羽毛球等高强度运动。

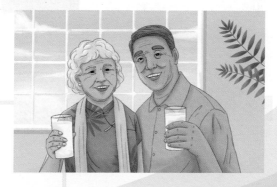

十八 做哪些练习和运动可以预防颈椎病？

据调查，颈肩部肌肉力量较强的人群，其颈肩痛继续发展及复发的概率可以下降80%。适当进行颈部肌肉力量和活动度的练习，可以增加颈部的稳定性，缓解颈肩痛症状并延缓其自然病程。

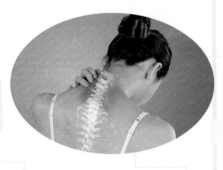

颈部活动度练习

坐位，尽量选择有靠背的坐椅，颈部和上半身保持中立位；

颈部缓慢前屈到极限处并保持1～2秒，再后仰到极限处并保持1～2秒为1次，10次/组；

颈部向左侧侧屈到极限处并保持1～2秒，再向右侧侧屈到极限处保持1～2秒为1次，10次/组；

颈部向左侧旋转到极限处保持1～2秒，再向右旋转到极限处保持1～2秒为1次，10次/组。

练习时双侧肩膀放松，自然下垂，尽量控制胸腰部不动，每个方向练习2～3组。

颈部力量练习

坐位，双肩尽量放松，微收下颌，保持颈部始终处于中立位；

双手交叉置于额头向后用力，颈部与之对抗，保持 5～10 秒 / 次，10 次 / 组，练习 2 组；

双手交叉置于枕后向前用力，颈部与之对抗，保持 5～10 秒 / 次，10 次 / 组，练习 2 组；

将右手置于头部左侧向右用力，颈部与之对抗，保持 5～10 秒 / 次，次数同上；反之亦然，每个方向 2 组。

头部回缩练习

坐位，完全放松，平视前方；向后平稳缓慢移动头部（即收下颌的动作），到极限处保持 3～5 秒，然后放松回到起始位为 1 次，10 次 / 组，练习 2～3 组。

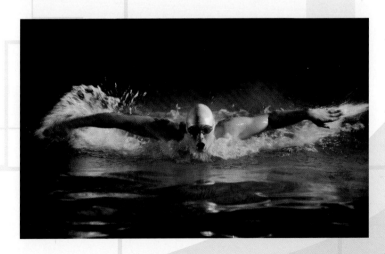

耸肩练习

站立位，双臂自然垂于身体两侧，双肩缓慢提起到极限处保持2秒，再缓慢下落到极限处为1次，10次/组，练习2组。保持下颌微收，头部不要向前探出。

徒手攀绳练习

站立位，想象面前有一条垂直的绳子，双手交替抓握，模拟攀绳子的动作，从脐水平一直攀到高于头顶的极限处，眼睛始终注视双手，30秒/次，5～10次。

靠墙顶球练习

靠墙站立位，头颈部保持中立，下颌微收，枕后放一弹性小球。颈部用力向后压住小球，缓慢向左侧转头到极限处保持1～2秒，再向右侧转头到极限处保持1～2秒为1次，尽量保持球不下落，12～15次/组，练习2～3组。

除了以上练习动作以外，还可以通过适当的体育运动预防颈椎病。如游泳、羽毛球等。

日常生活中注意调整姿势习惯也能够有效预防颈椎的退变和颈椎病的发生。例如，选择合适的枕头；在工作、学习中保持良好坐姿并适当走动；避免低头过多增加颈部异常受力等。

十九 老年皮肤瘙痒如何防治

老年皮肤瘙痒的原因

- 体内因素：包括皮肤老化、内脏疾病（特别是内分泌和代谢性疾病）、恶性肿瘤以及神经、精神疾病等。

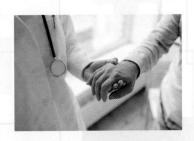

- 外部因素：包括寒冷、干燥的环境，服用药物，食用辛辣刺激性食物等。此外，精神紧张、焦虑也可以诱发皮肤瘙痒。

老年皮肤瘙痒的分类

老年皮肤瘙痒根据范围和部位不同，分为全身性和局限性两类。

全身性皮肤瘙痒

- 老年人容易患全身皮肤瘙痒，皮肤瘙痒多在秋末或者冬季天气寒冷和干燥时发病。
- 老年全身皮肤瘙痒表现为皮肤干燥，因搔抓等产生较多表皮剥脱，条状抓痕、掉皮等，时间长了皮肤会发生变黑、肥厚等改变。

- 皮肤瘙痒患者在发生瘙痒之前，皮肤是正常的，皮损是搔抓后慢慢产生的。
- 皮肤瘙痒可以开始就表现为全身性瘙痒，也可以开始仅局限于身体某处，慢慢扩展至多处或全身。瘙痒部位可相对较为固定，常见于四肢伸侧、后背等处，亦可痒无定处，此起彼伏。
- 皮肤瘙痒轻重程度不一，常为阵发性，晚上安静时较明显，瘙痒剧烈者影响睡眠。

局限性皮肤瘙痒

- 肛门瘙痒
- 阴囊瘙痒
- 外阴瘙痒

老年皮肤瘙痒的治疗

- 服用抗过敏药物起到中枢镇静作用，达到止痒效果。

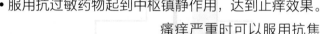

瘙痒严重时可以服用抗焦虑药物。
- 外用药物可以选择一些润肤的霜剂或软膏等。
- 瘙痒严重，但是皮损比较局限者，可以外用弱效激素软膏。

老年皮肤瘙痒的预防

- 避免热水烫、洗和反复搔抓；避免外用刺激性药物等；避免过分紧张；保证充足睡眠。

- 避免饮用酒类、浓茶、咖啡等，不要吃辛辣刺激性食物，保持大便通畅。

- 家里温度不要过热、过冷，或忽冷忽热，冬天室内空气干燥者可适当加湿。

- 洗澡不宜过勤，不要用碱性强的沐浴液，尤其不要过分烫、洗和过分揉搓，洗澡后应涂保护性霜剂、乳剂等。

- 外阴、肛门或阴囊瘙痒者，不要穿紧身内裤，保持局部干燥和清洁卫生。

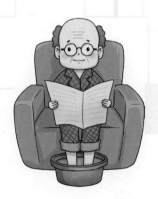

- 由于某些患者的皮肤瘙痒是全身性疾病的表现之一，因此，患有全身皮肤瘙痒性疾病的患者，应进行必要的体检，以期发现其他相关疾病。

✚二十 老年人慢性湿疹是怎么回事？如何治疗？

　　慢性湿疹是一种慢性过敏性炎症性皮肤病。发病原因可能和机体的过敏性体质有关，外界因素如饮食、气候变化及接触一些刺激物质等可成为本病的诱发因素。

临床特点

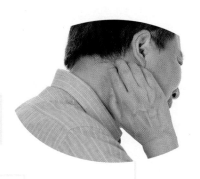

　　1. 老年慢性湿疹开始常表现为红斑基础上的丘疹、丘疱疹和水疱，可融合成片，严重者出现糜烂、渗液及结痂，因为有渗出，比较潮湿，因而得名湿疹。如果急性期皮损没有得到有效的控制，慢慢就会发展至亚急性期及慢性期。

　　2. 慢性期的湿疹常由急性湿疹或亚急性湿疹迁延不愈而成，表现为暗红斑、斑丘疹，皮肤肥厚呈苔藓样变，抓痕，鳞屑，色素沉着变黑或色素减退。病情时轻时重，可持续几个月或更长时间。有时皮损局限于小腿、前臂、手、耳后、头皮、乳晕、肛周及外阴等部位。

3. 老年慢性湿疹的皮损常常伴明显瘙痒。

如何治疗

1. 首先要去除可疑诱因，如避免局部刺激，不要喝酒，不要吃辛辣刺激性食品，手部湿疹应少接触洗涤剂等，少吃海鲜。

2. 根据皮损发展阶段的不同表现选用适当外用药物，包括艾洛松、卤米松等激素类药膏。

3. 对于比较严重的患者，可以酌情选择口服 1～2 种抗过敏药物，如扑尔敏、氯雷他定、西替利嗪等。

4. 使用中医中药疗法，如雷公藤多苷等治疗。

鉴别诊断

1. 首先，如果老年慢性湿疹皮损水疱比较多，比较大，要小心大疱性皮肤病，特别是当同时伴有口腔溃疡、皮肤糜烂的时候要警惕天疱疮、大疱性类天疱疮等严重皮肤病。

2. 如果瘙痒特别剧烈，或者经过反复治疗效果都不好，反复发作没有缓解的，要注意血液系统肿瘤。

3. 对于发病特别急，皮损范围特别广泛的，要注意药物过敏。

4. 对于阴囊、手指缝都有皮损的患者，特别是出现了传染给家人的情况时，要注意疥疮。

5. 对于发病部位主要集中在面颈部、双上肢曝光部位，夏季皮损比较重，冬季皮损慢慢好转的患者，要警惕日光过敏。

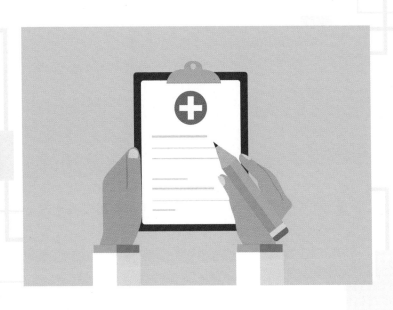

第四章

中小学生安全教育

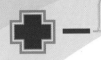 **体育活动时出现
骑跨伤怎么办?**

　　中小学生在体育活动中,尤其是在骑自行车、跨栏等运动中意外受到伤害,其中一种就是骑跨伤,严重的甚至还需要手术治疗,这种伤会引起尿道、阴道及局部软组织不同程度的损伤。本文主要讲述急性尿道损伤。

急性尿道损伤的类型和机制

　　男性尿道以尿生殖膈为界分为前、后尿道,后尿道包括前列腺部和膜部。

　　• 后尿道损伤:钝性损伤、穿通损伤

　　• 前尿道损伤:钝性损伤、开放性损伤、缺血性损伤

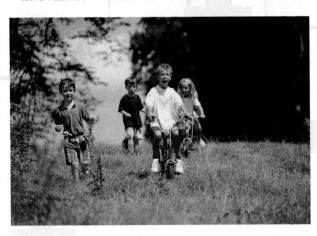

急性尿道损伤的临床表现

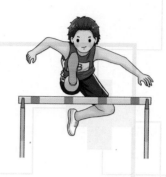

- 尿道外口出血
- 阴道口出血
- 排尿困难或尿潴留
- 疼痛
- 局部血肿
- 尿外渗
- 休克

尿道损伤的救治

处理原则为防治休克、感染及并发症，引流外渗尿液，争取早期恢复尿道的连续性。因处理较专业，建议及时就医。

手术治疗

严重损伤合并以下情况可立即进行手术：

- 有开放伤口需进行清创
- 骨折需要处理
- 合并其他脏器损伤等

二　眼睛里进了异物怎么办？

眼睛是心灵的窗口，对每个人都十分重要，所以我们要特别注意对眼睛的保护。

液态化学品入眼处理

立即使用流动清水或生理盐水冲洗，水流不宜过小或过大，不要对眼部有过大的冲击力，可以把头仰面或侧面置于水流下方，用手提起眼睑，轻轻冲洗；若眼部接受不了水流冲洗，可以把头浸入清水里，不停地睁眼、闭眼，同时转动眼球，让眼睛每个地方都被清洗到。清洗 5～10分钟，处理完毕后，要迅速送医治疗。

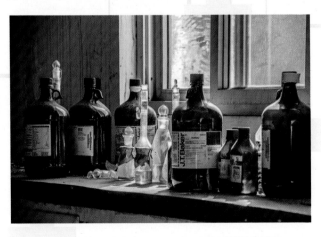

固态异物入眼处理

如果眼睛里进入细小的颗粒，切勿用手揉擦眼睛，可多眨动眼睛，用泪液冲洗；用脱脂棉或浸湿的棉棒取出异物；将头浸入清水中，眨动眼睛，尽量用水冲洗5～10分钟。若视物不清或视野有盲区，应尽快就医。

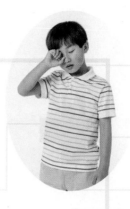

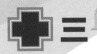

三 被猫抓伤了怎么办？

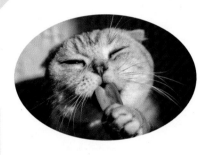

猫，网络昵称为喵星人，以天生萌态的外表诱惑着儿童对它们或抱、或摸、或揉。但是高冷的猫主子却并不领情，有时候"回报"人类的可能是或挠、或咬、或抓，被猫咪抓破相的不在少数。那么，这时候该怎么办呢？

一、判断是家猫还是野猫

- 家猫生活环境单一，定时接种疫苗和体内外驱虫的猫咪本身携带病原菌概率较低；
- 野猫或流浪猫接触环境复杂，携带的致病菌众多，还可能携带狂犬病毒。

二、观察伤口的情况

- 被家猫所伤时，如皮肤完整且只有一条或两条红印，需要局部使用双氧水或酒精消毒即可。
- 被家猫抓的伤口流血了，要及时用大量清水或肥皂水冲洗 20 分钟以上，并及时到医院进行伤口消毒和进一步处理。

- 被野猫挠抓后，不管皮肤是否破损，均应该在局部皮肤消毒后及时到医院进行相关治疗。

三、观察伤口局部和全身症状

- 对于伤口局部出现红肿，淋巴结肿大，全身乏力等情况，应警惕是否合并致病菌感染，需要到医院接受进一步治疗。

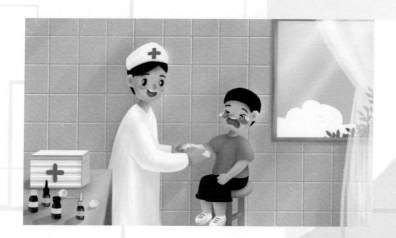

四 鼻子受伤出血了该如何处理?

　　因各种外力因素引起的鼻出血称为创伤性鼻出血,是一种常见的鼻部疾病,如挖鼻过深、喷嚏或剧烈咳嗽、插鼻饲管及鼻腔异物摩擦,以及粉尘、化学物质的刺激等,均可引起鼻出血。打扑、撞跌、各种车祸均易伤及鼻部引起出血。

主要病因

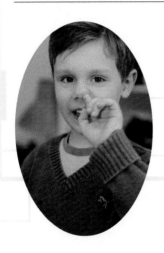

　　一般性创伤　挖鼻过深、喷嚏、剧烈咳嗽以及粉尘、化学物质的刺激等,均可引起鼻出血。撞跌、各种车祸均易伤及鼻部引起出血。钝挫伤、撕裂伤、鼻骨及鼻窦骨折、鼻邻近组织损伤、头颅外伤常引起严重鼻出血,伴有脑脊液鼻漏,甚至是致命性鼻出血。

　　气压性损伤　多发生于飞行员或高气压作业的工作人员,如潜水员和隧道作业工人,或者鼻腔和鼻窦内气压突然变化,致窦内黏膜血管扩张或破裂出血。

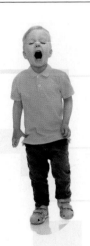

急救措施

- 对伤者做好心理辅导，消除紧张、恐惧心理。
- 采取适当体位。一般取坐位或半卧位，疑有休克时取平卧位，头偏向一侧。
- 对呼吸道阻塞者，应首先解除气道阻塞。
- 局部冷敷止血。

五 徒步时扭伤脚踝该怎么办?

扭伤是指四肢关节或躯体部位的软组织（如肌肉、肌腱、韧带等）损伤，而无骨折、脱臼、皮肉破损等。临床主要表现为损伤部位疼痛、肿胀和关节活动受限，多发于腰、踝、膝、肩、腕、肘、髋等部位。常见于各类运动。本文主要讲述脚踝扭伤。

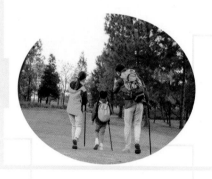

原因
- 剧烈运动或负重持重时姿势不当
- 不慎跌倒、牵拉和过度扭转
- 过度的运动
- 运动前没有做适当的热身
- 身体适应性太差，注意力分散

主要症状

扭伤肌肉会感觉疼痛并无法运动到位；皮肤发生淤血、擦伤；局部肿胀。

如何现场救治

当发生运动伤害时，最好马上处理。处理的原则有五项，简称为 PRICE。

"P" ＝protection（保护）

"R" ＝rest（休息）

"I" ＝ice（冰敷）

"C" ＝compression（压迫）

"E" ＝elevation（抬高）

其中冰敷、压迫及抬高也都有镇痛、防止肿胀的效果。

如何预防

- 训练方法合理
- 准备活动充分
- 注意间隔放松
- 防止局部负担过重

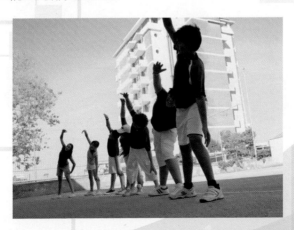

六 日常生活中出现擦伤怎么办？

　　中小学生在生活、运动中难免会遇到一些小的意外伤害，如打篮球、踢足球、跑步的时候最容易出现擦伤，发生这些小外伤时我们往往会在皮肤表面涂抹一些外用药物来治疗，殊不知，对待不同的擦伤，治疗方法也是不同的。

　　擦伤的临床表现

　　擦伤是皮肤表面被粗糙物擦破的损伤，最常见的是手掌、肘部、膝盖、小腿的皮肤擦伤。擦伤后可见表皮破损，创面呈现苍白色，并有许多小出血点和组织液渗出。由于真皮含有丰富的神经末梢，损伤后往往十分疼痛，但表皮

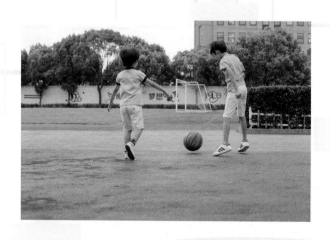

细胞的再生能力很强，如伤口无感染则愈合很快，并可不留瘢痕。

擦伤的救治

擦伤不严重　只会伤害到表皮，这种情况比较容易处理。先用清水冲洗干净伤口。擦伤表面常常沾有一些泥灰及其他脏物，所以清洗创面是防止伤口感染的关键步骤。再去药店买一瓶碘伏或碘酒等对伤口进行消毒即可。一般来说，过几天伤口就会愈合，大家勿需担心。

擦伤情况比较严重　应该先用淡肥皂水清洁伤口，然后视具体情况来选择碘酒、酒精棉球消毒伤口周围，沿伤口边缘向外擦拭，注意不要把碘酒、酒精涂入伤口内，否则会引起强烈的刺激痛。用消毒纱布或清洁布块包扎伤口，还要注意保持创面清洁、干燥，创面结痂前尽可能不要碰水。

擦伤情况非常严重　立刻在别人的帮助下去医院进行处理，听从医生的建议，如有必要注射破伤风抗毒素，做好防护措施，让自己的伤口尽快恢复。

注意事项

皮肤擦伤慎用创可贴：许多人擦伤皮肤后，习惯贴一片创可贴了事，但擦伤的伤口不适宜用创可贴，而应该让伤口自然暴露在空气中，以待愈合。

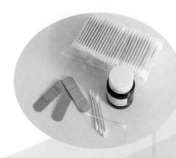

七 遇到烫伤怎么办?

烫伤是指由高温液体（沸水、热油）、高温固体（烧热的金属等）或高温蒸气等所致的损伤。

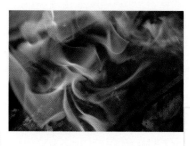

烫伤的原因
- 水、火烫伤
- 化学烧伤
- 火器伤
- 放射性烧伤
- 电击伤

其中以水、火烫伤为多见。

烫伤的表现
根据烫伤程度，分三度
- Ⅰ度烫伤：只损伤皮肤表层，局部轻度红肿、无水泡、疼痛明显。
- Ⅱ度烫伤：真皮损伤，局部红肿、疼痛，有大小不等的水泡。
- Ⅲ度烫伤：皮下、脂肪、肌肉、骨骼都有损伤，皮肤呈灰色或红褐色。

严重烧伤、烫伤患者，在转送途中可能会出现休克或呼吸、心跳停止，应立即进行人工呼吸或胸外心脏按压。伤员烦渴时，可让其服用少量的热茶水或淡盐水，绝不可以在短时间内饮大量的开水，否则会导致伤员出现脑水肿。

烫伤的紧急救治

Ⅰ度烫伤立即凉水冲洗 15～30 分钟，防止受伤部位皮肤摩擦、挤压。

Ⅱ度中、小面积（烧伤面积＜30%）烫伤应尽快用凉水冲洗患处 30 分钟左右，再用干净毛巾包好，送到医院治疗。

Ⅱ度大面积（烧伤面积≥30%）烧烫伤和Ⅲ度烫伤应抓紧时间送往医院。

含有酸碱和有机化合物的烫伤，要立即用大量水清洗干净，并及时送往医院。

注意事项

发生在被衣物覆盖部位的烫伤，需待衣物经凉水充分浸泡后，立即脱去衣物，特别是沾染有热焦油或被化学物质浸湿的衣物，这样有助于防止进一步灼伤及化学物质烧灼伤。脱衣时切记动作要轻，千万不要将皮肤搓

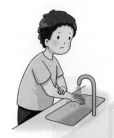

破，若自己无法脱去，则马上去医院。

清洗患处后，如果水疱没破，千万不要挑破，因为破损的皮肤可能会发生感染。

眼睛受伤，应先用水清洗 5 分钟，然后立即送去医院，千万不要随便涂抹其他药品，以免使患处更严重。

如果是手、足烫伤，可将患肢抬起，并高于心脏位置。

有休克、呼吸困难表现的，直接以最快的方式去医院，途中有条件的，最好给予吸氧、补液治疗。

八 被狗咬伤应该怎么办？

狗是人类最好的朋友，它代表着忠诚、善良、聪明，但同时狂犬病仍是一种无法治愈的疾病，一旦发作，死亡率几乎为 100%。如果孩子被狗咬伤该怎么办呢？

被狗咬后分 3 种情况

• 第一种：被狗抓咬后，皮肤完好，没有留下齿痕。
• 第二种：被狗咬伤或抓伤，没有出血，但皮肤表面有咬痕、抓痕或淤血。
• 第三种：出现流血和开放伤口。

第一种情况无关紧要，而后两种情况都必须进行及时处理。

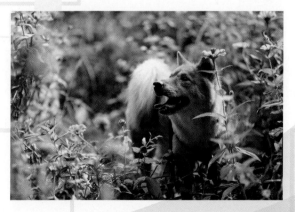

早期的伤口处理和后续的疫苗接种

- 立即挤出伤口里的污血，用 20% 的肥皂水与清水反复冲洗至少 15 分钟。
- 用 2% 碘酒或 75% 的酒精涂擦伤口，伤口不可缝合或包扎。
- 在被咬伤 24 小时内，立即到防疫站注射人用狂犬病疫苗，分为五针法，即第 0、3、7、14、28 各 1 针，或四针法，即第 0、7、21 天行 2-1-1 免疫程序。
- 如果伤口很深，除了注射狂犬病疫苗，还要增加注射抗狂犬病血清或狂犬病免疫球蛋白。

温馨提醒

- 不要主动接触不认识的狗，特别是正在进食、睡觉、哺乳中的狗。
- 不要触摸、嬉逗处于愤怒、恐惧状态的小狗，特别是流浪狗。
- 不要大声尖叫（以免激惹），不要立即逃跑（以免引致追赶），不要死死盯着狗（狗会感受到敌意或恐惧）。
- 在监护人的陪同和允许下触摸小狗，注意动作要缓慢、轻柔。

- 一旦被狗抓咬伤，应马上告诉老师或家长。并及时去医院处理伤口、接种疫苗。

✚九 被昆虫蜇伤怎么办？

蜇伤，一般指一些带有毒刺的昆虫，毒刺刺入人体引起的反应，包括毒素的直接作用（局部损伤、神经毒素等）及过敏反应。

临床表现

- 局部损伤：蜇伤部位的红、肿、热、痛，神经毒素直接作用。
- 过敏反应：出现过敏性休克、喉头水肿、惊厥或肌肉痉挛等，危及生命。

蜇伤的治疗

局部创面处置　如有毒刺遗留在伤口处，立即用针挑出；用生理盐水或过氧化氢溶液、1：5000高锰酸钾溶液反复冲洗伤口；外涂激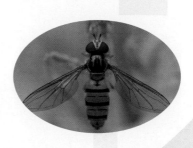素类软膏，最好使用激素与抗生素复方制剂，如曲咪新乳膏；红、肿、痛明显者，可用2%利多卡因5～10ml加地塞米松5mg、糜蛋白酶4000U局部封闭。

全身治疗　　应用激素抗毒素、抗炎、抗过敏，可用地塞米松 10～20mg 或甲泼尼龙 40～80mg 静脉滴注，也可口服用药，一般使用 1～2 天；应用苯海拉明、氯雷他定等抗组胺类药物；对于过敏性休克者，0.1% 肾上腺素 0.5ml 皮下注射，同时加用地塞米松 10～20mg 静脉滴注，苯海拉明 25～50mg 或异丙嗪 25mg 静脉滴注；喉头水肿者，可吸入沙丁胺醇扩张支气管，静脉滴注氨茶碱，必要时行气管插管或气管切开接呼吸机辅助通气；惊厥或肌肉痉挛者，用 10% 葡萄糖酸钙 10～20ml 稀释后静脉推注，并可肌内注射地西泮 10mg；应用抗感染及清热解毒中药。

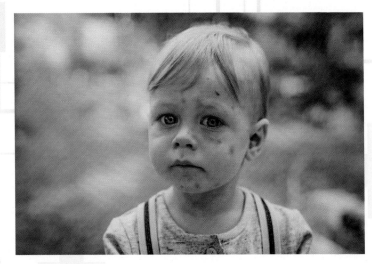

日常生活中出现切割伤怎么办？

在日常生活中，经常会出现手指被石块、金属块砸伤、门窗挤伤或切菜割伤等情况。如果不小心切伤手指流血了，该怎么做呢？

切割伤的表现

伤口边缘一般比较平整，仅少数伤口的边缘组织会破碎，比较粗糙。出血可呈渗溢状或涌溢状，个别固有小动脉破裂出血呈喷射状。局部组织发生炎症反应，故有疼痛和红肿。

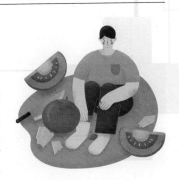

如果并发感染，局部的红肿和疼痛就会加重，还可伴有发热等；继而伤口发生化脓性病变，不能顺利愈合。

切割伤的原因

主要由锐器如刀片、玻璃碎片等割裂引起。

切割伤的急救措施及注意事项

止血 对于一般的出血，在出血部位用干净的纱布或手绢、毛巾加压包扎即可，也可以用另一只手或由别人对其加压。

如果手的动脉损伤发生大出血，可用纱垫或是干净的衣物包裹上臂 1/3 部位，也可用止血带或弹性胶管束缚止血。但在送医院手术前应每隔 1 小时松开止血带 5～10 分钟，以免手部缺血坏死。

注意不要用尼龙绳、电线等捆扎手腕或上臂等部位，否则不仅不能止血，反而加重出血，甚至造成手指坏死。

防止进一步污染　不要在伤口处涂抹紫药水之类的药物，以免影响医生判断伤情。

防止损伤加重　如果手指发生骨折，不全离断时，要用小木板、铁皮等做临时固定，同时也能起到镇痛的作用。假如发生断手指或断手，不要随意丢弃断肢，要用无菌纱布包裹断指，外罩塑料袋，在袋外放一些冰块，尽快转运，争取在 6～8 小时内进行再植手术。千万不可把断指浸入酒精、消毒水、盐水等液体中转运，以免破坏断指的组织结构，影响再植成活率。

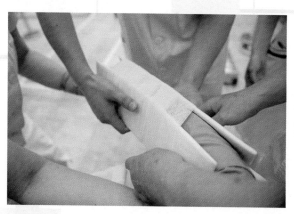

第五章

中小学生健康宣教

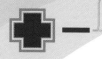 青春期常见的心理问题
有哪些？如何应对？

　　青春期的心理问题分为正常的心理困惑和异常的心理
问题。

　　正常的心理困惑主要分为三类：

- 第一类，性成熟相关的困惑。
- 第二类，对父母、老师、长辈和权威的依赖与渴望自
  主独立之间矛盾的困惑。
- 第三类，与同龄人相处的困惑。

　　常见的心理困惑问题如果没有处理好，有的同学就可
能出现一些病态边缘的心理问题，比如失眠、食欲减退，
甚至会出现查不出原因的头疼、恶心、心慌等躯体症状，
或者突然脾气变坏……这些现象如果持续时间很短，能自

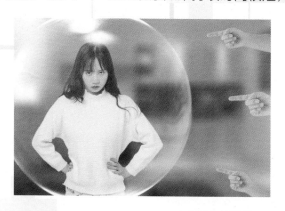

我调节，就不必担心；但如失眠持续时间超过 2 周，或者总是心情不好，或者各种查不出原因的身体不适超过 3 个月，则需要求助专业人员。

失眠、不明原因躯体不适、情绪不好，常常是焦虑、抑郁等心理问题或心理障碍的早期表现。这好比是心理上的"感冒"，如果很轻微，可以通过自己复原，不需要吃药治疗就痊愈了；如果很严重，不去治疗将会很凶险，甚至危及生命。

所以，如果有了心理问题，尤其是可能已经达到异常状态的时候，一定要及时求助专业人员进行评估。如果不严重，专业人员会告诉患者一些自我调节的方法；如果严重，可以通过药物治疗、心理治疗、物理治疗等各种方法帮助患者康复，并且越早治疗，疗效越好。

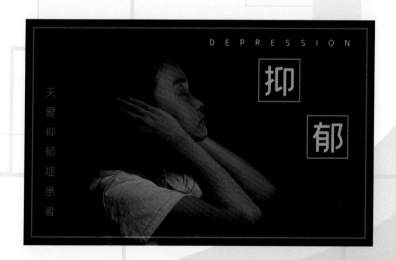

二 青少年如何做好情绪管理？

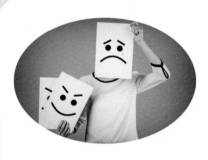

谈到情绪管理，请各位青少年朋友们先做 1 个小测验：

• 当老师不分青红皂白地批评你，让你特别委屈、愤怒、生气的时候，你通常都是怎么处理的？

很多同学都已经有了答案，通常有 3 种做法，对照一下看看，你自己的方法跟哪种比较像，是否需要进行调整和改变？

• A 很怕老师，敢怒不敢言，办法就是一个字"忍"。忍了几次就忍不了了，虽然表面上忍，但是背后就开始不听这个老师的话，不写这个老师布置的作业，故意跟他作对来表达愤怒。

• B 完全不忍，只要自己委屈、生气，就在老师面前发泄心情，哭泣、控诉，甚至跟老师吵起来。

• C 忍了两次，老师又惹自己生气了，也不敢跟老师吵架。怎么办呢？很苦恼，于是就找自己的好朋友吐槽，"觉得对这个老师很失望"，然后自己也觉得很委屈。这个时候同学也说，"是，这个老师最近确实好像不太对劲，没有以前那么有耐心，也经常数落我。"

点评：

- A "忍"，如果长期持续，不符合情绪的规律和特性的。因为这些愤怒和委屈就像洪水一样，我们筑坝想堵住它，但这只是把水存起来了，而且越存越多，终究有堤坝崩塌的一天。比如，最后跟老师消极对抗，结果不仅破坏了师生关系，也耽误了学习。
- B 当我们的情绪正在爆发点上的时候去沟通，这是很危险的。因为情绪有一个特点是非理性，在情绪爆发点的时候，人是不理智的，很容易冲动，甚至做出一些破坏性的行为。所以当情绪特别强烈的时候，先去想办法冷静下来，而不能急于沟通。所以第二种方法也不可取。
- C 恰到好处。忍了两次以后，第三次找一个同学吐槽，很快得到同学的共鸣，这样这个同学会发现，原来不是自己有问题，其实是这个老师现在脾气有点大。和同学共同聊天的过程中发现老师也是有苦衷的，对老师不满的感觉会随之减弱。

建议：

在自己情绪稳定以后，还可以进一步通过小纸条的形式去跟老师互动。

××老师：非常抱歉，今天我又粗心了，但是我真的不是故意的，我一点都没有偷懒，其实我昨天练习了好久……我以后会注意的。

不过能不能跟您说个悄悄话，好像最近我们几个同学都觉得您的脾气变坏了。听说您家里出了一些事情，我们都挺担心您的。也希望您以后批评我们的时候先了解一下情况，要不我们会觉得您不喜欢我们，我们会伤心的。

情绪管理策略

• 不怕负性情绪，要接纳和允许它们，并视作改变关系的契机。

• 不过度压抑。要想办法通过各种方式让情绪得到表达、倾诉。

• 在情绪特别强烈的时候，不要进一步去沟通和互动，而是先让自己冷静下来，这样才会更理智、更有效地沟通，以解决问题。

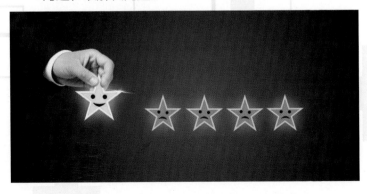

三 怎样疏导学习压力?

这里教大家一个很好用的压力源分析法。

哪些是我们主观能动就能改变的?

优化学习方法、记忆方法,提高学习效率,这些都是我们主观能动做到的。实际上,往往在这些能做的事情上,有些同学偷懒或者不能坚持,说明主观能动性不高,需要提升。

通过主观能动性不能改变的时候,我们要去接受,而不是纠结。

这是很多同学做不到的,比如有些同学会说:"哎呀,

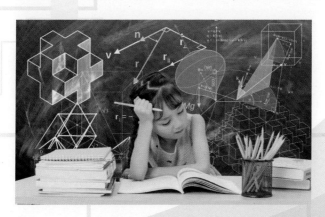

我怎么这么倒霉啊，赶上高考改革！"还有的同学老是后悔："哎呀，要是我早一点复习就好了。"本身学习压力就大，他还把能量耗在这些已经没有办法改变的事情上，其实是自寻烦恼。所以，规章制度也好，已经发生的事情也好，还是想要改变他人，总之是我们改变起来比较困难的事情，对待它们应该有勇气去接受，而不要庸人自扰。

举个例子，很多人都想要去改变他人，"我妈要是不唠叨，我压力就会小很多"。殊不知，其实改变他人远远难于改变自己。也许我们可以在期待妈妈改变前，先学习应对妈妈唠叨的方法。

还有一个常见的问题是很多人对自己的能力估计不准。可能偶尔一次超水平发挥了，他就认为这个是自己的实际水平，然后每次都想达到那个状态。

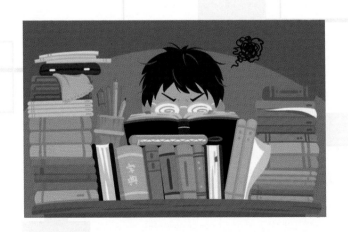

四 如何保护中小学生的口腔健康？

中小学生的口腔保健是学校公共卫生的一项重要工作，也是我们宣传口腔健康意识的重要途径。同时，中小学生作为未来的主人，保障他们的口腔健康也是提高全民口腔健康水平的重要基础。

从孩子 6 岁左右开始长出第一颗新的恒牙，到 12 岁左右乳牙全部换完的过程，称之为替牙期，而这一年龄阶段正处在中小学阶段。整个替牙期也是儿童颌骨和牙弓发育成长的重要时期，同时更是龋齿、牙龈炎等疾病发生的高峰时期。

为什么呢？原因是这一阶段的孩子小肌肉动作的协调性还不足，因此，适合成年人的常规刷牙方法，孩子不一定能完全掌握并应用。同时，乳牙、恒牙交替，牙齿会出现生理性或病理性的排列不齐，加大了刷牙的难度。龋齿、牙龈炎等口腔常见疾病的患病率也有可能增加。

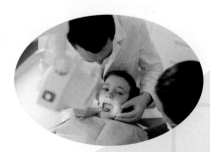

如何做好中小学生的口腔保健工作

• 学习口腔保健知识。中小学生处在学习知识的重要时期，求知欲强、兴趣广泛，学校和老师可以根据不同年龄学生的阅读和理解能力，向他们介绍口腔健康知识、推荐相关读物等，以此提高他们的认知，培养其口腔保健意识。

• 定期进行口腔健康检查。每年至少1次。做到早发现、早解决，尤其要正确对待乳牙的龋齿问题。

• 学会正确的刷牙方法。选用学生专用的保健牙刷和含氟牙膏，做到早晚刷牙、饭后漱口，从小养成良好的口腔卫生习惯。

• 及时应用窝沟封闭剂预防龋齿。6岁时涂布第一恒磨牙，12岁时涂布第二恒磨牙。在专科医生的指导下选择应用氟化物防龋的方法。

• 合理饮食。少吃含糖量高的零食和易黏牙的精细糕点，吃后立即漱口或刷牙。晚上刷牙后不宜再进食。

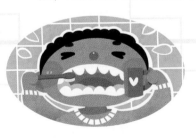

• 参加爱牙日活动。积极参加每年9月20日的全国爱牙日活动，在活动中接受口腔健康教育，了解口腔保健知识。

五 如何做好学龄期儿童的营养均衡管理？

　　学龄期，顾名思义，是指 6 岁入小学到 11~13 岁进入青春期前的这段时期。

学龄期儿童的自身特点
- 生长速度快，为青春发育期作准备；
- 课业负担逐步增加；
- 认知和活动能力迅速增强。

什么是营养均衡
营养均衡的要点就是"按需提供营养"。也就是说，按

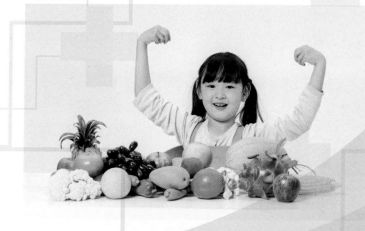

照身体实际需求水平提供营养，就是营养均衡。

如何做到"按需"
- 年龄不同、需求不同；
- 活动能力不同、需求也不同。

学龄期儿童营养的需求特点
- 总能量摄入明显增加；
- 不同年龄的儿童营养摄入需求有较大差别。随着儿童年龄的增长，能量需求逐渐增多，到了 11~13 岁，能量需求已经接近成人的标准。
- 蛋白质摄入需求显著增加。

"营养不均衡"的陷阱
- 生长不足、发育不充分
- 过度肥胖
- 缺铁、低钙等慢性疾病的隐患
- 运动能力不足

如何帮助学龄期儿童做好"营养均衡"
- 定期评估，最好是每半年对孩子进行基于营养与生长发育的全面评估。这部分内容，需要请专业的医生帮忙。
- 保证饮食多样化的同时，注意能量、优质蛋白、维生素、矿物质等营养成分的摄取，结合以上评估的结果，进行营养方案的个体化调整。

- 严格限制高糖、高能量食物的摄入，尤其是各类膨化食品。可把零食替换为有意识的"营养间餐"。对于学龄期儿童，"营养间餐"的种类是坚果类或水果、酸奶。

- 增强营养与有意识的运动管理相结合。保证每天至少活动60分钟，并增加户外活动时间。尽可能减少久坐、少动和看电子屏幕的时间，开展多样化的身体活动。既有利于保持身体健康，提高心肺功能，又能预防近视眼的发生。

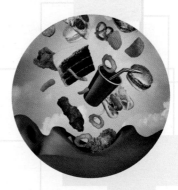

六 长期使用电子屏幕如何保护眼睛？

　　随着互联网时代的到来，我们的生活被电脑、Pad、手机所充斥，无论工作、学习，电子产品都带给我们极大的便利，但同时使我们每天都要面对大大小小的电子屏幕。特别是新冠肺炎疫情暴发期间，学生们足不出户，宅在家里上网课，是离不开笔记本电脑等电子设备的，这使他们盯着屏幕的时间增多，眼睛更易疲劳。

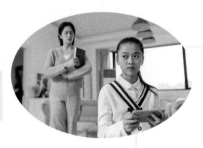

　　视疲劳是指长时间盯着电子屏幕产生的不适感，表现为：眼干、眼痒、眼痛、视物模糊、流泪、头痛等。而使用电子屏幕越久，上述提到的不适感就越严重，这与使用电子屏幕时眨眼次数减少、眼调节痉挛有关。

如何保护眼睛

• 避免长时间注视电子显示屏。工作、学习时，不可避免地盯着电子显示屏看东西，我们可以有意识地每隔半小时休息一下，远眺以放松眼睛或者闭目养神都是不错的选择。

- 养成良好的用眼习惯。比如保持正确的坐姿，在光线充足的环境下使用手机、电脑等，避免不好的用眼习惯给眼睛带来的进一步伤害。

- 保持眼部卫生。不随意揉眼睛，特别是没有洗手的情况下。还有一点容易被大家忽略，那就是不要随意使用眼药水，很多眼药水都添加了防腐剂，长期使用会破坏眼睛的正常生理环境。如果有眼部不适，及时就医是最好的选择，切勿自行点眼药水。

- 保证营养膳食和良好的作息。充足的营养和睡眠是保证眼睛健康的不二法宝。

✘ 躺着玩手机/平板

✔ 常看绿色植物护眼

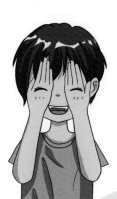

✘ 过度/疲劳用眼

✔ 勤做眼保健操

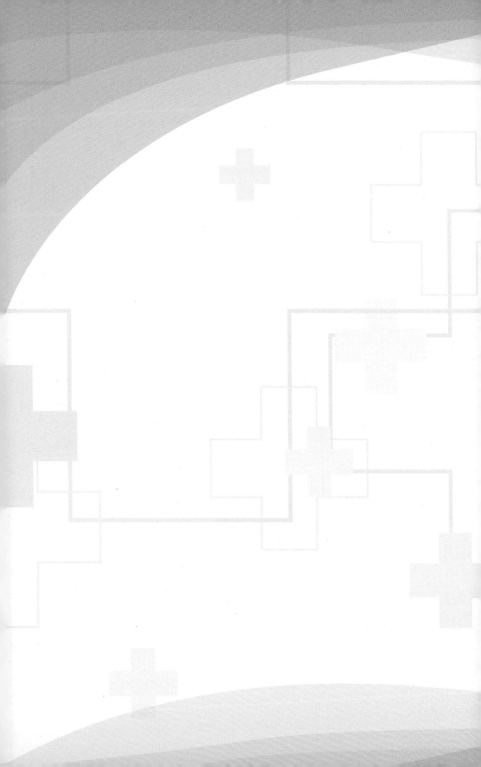

第六章

老年照护常见问题

一 老年人的营养应如何评估和干预？

老年人到底是瘦点儿好，还是胖点儿好？无论哪个年龄阶段，大家公认"肥胖"是心脑血管疾病的罪魁祸首，减肥是一个永恒的话题，更有老话认为"有钱难买老来瘦"。

老年人是不是越瘦越好

答案是否定的。随着年龄的增长，老年人会出现生理功能退化，身体脂肪重新分布，以及肌肉容积减少的情况。超重和肥胖固然不健康，但过于消瘦或者说肌肉容积太少也是非常不健康的状态。

老年人最好的营养状态是正常体重范围或者微微超重，并且保持充足的肌肉容积。

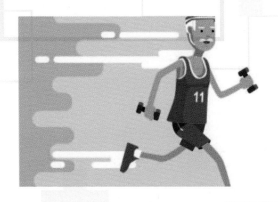

如何评价老年人的营养状态

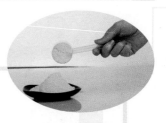

正确而科学地评价自己的营养状态，是保持健康的第一步，我们也称之为"营养筛查"。

目前，老年医学常用的筛查工具包括"MNA""NSR2002"两个评价量表。医生们会结合疾病史、用药史、个人饮食习惯和抽血化验的结果等，对老年人做出较为专业的评价。评价营养状态的同时，还会提示是否存在营养不良或营养不良的风险，是否已经患有"肌肉衰减综合征"这一与衰老密切相关的疾病。

除了"一日三餐"，是否需要额外补充营养（例如蛋白粉、营养素）

- 一般来讲，如果老年人拥有正常的消化和吸收功能，保持合理的平衡膳食习惯，不存在疾病等应激状态，"一日三餐"是能够满足营养需求的，不推荐以任何形式进行额外补充。

- 如果存在某些疾病、营养不良风险等，在充分评估的基础上，可以根据具体情况，制订合理的日常膳食方案，同时给予相应的额外补充剂。

二 髋疼就是股骨头坏死吗？

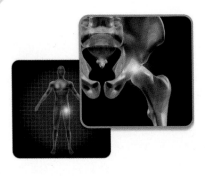

经常有病人在门诊问医生："大夫，我胯疼（髋疼），不会是股骨头坏死了吧？"。股骨头坏死就像一个"垃圾筐"，所有不明原因的髋关节疼痛就会被怀疑是不是股骨头坏死了？

髋关节及周围组织结构出现病变，都有可能导致髋关节周围的疼痛、不适及活动障碍。引起髋关节疼痛的常见病症如髋关节骨性关节炎、髋关节撞击症、股骨头坏死等。股骨头坏死在正常人群的发病率仅为 1/1000 左右。而 60% 以上的髋疼，都是另一种疾病引起的，即"髋关节撞击综合征"。

髋关节撞击综合征临床表现

沿着髋臼边缘的疼痛包括腹股沟处、大转子上方和髋后深处疼痛，疼痛范围常被比喻成"C"形，即：拇指和示指比成一个"C"，扣在髋关节缝隙的前方、外方和后方。

疼痛多在屈髋内外旋动作时发生，如：久坐跷二郎腿、深蹲和行走迈步时等，有明显的尖锐痛，有时伴绞索感。

- 查体：在髋关节极度屈曲内旋位或外旋位时可诱发髋关节的疼痛，严重者出现活动受限，偶伴有弹响。
- 辅助检查：X线和CT可显示髋臼和股骨头、颈结构的异常以及发生撞击的部位，磁共振成像（MRI）可显示是否有继发的盂唇损伤。

如何防治

- 避免过度屈髋（大于90°）的动作，如：跷二郎腿、深蹲或蹲起；瑜伽、骑行、蛙泳等运动也要注意屈髋角度。
- 疼痛剧烈时可口服非甾体抗炎药或关节内封闭治疗。
- 保守治疗无效者可以考虑手术治疗。手术治疗首先在关节镜下修复损伤盂唇，磨除增生的髋臼缘或股骨头颈部骨性突起。微创治疗，创伤小，恢复快。

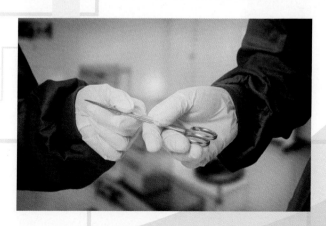

三 肩周炎如何
进行康复训练?

肩周炎又称"冻结肩",最主要症状就是肩膀疼痛和肩关节僵硬,各个方向活动受限(包括主动活动和被动活动),严重时影响梳头、穿衣等日常活动。本病病因不明,高发年龄是五十岁前后,又称"五十肩"。

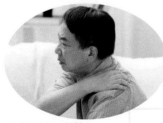

肩周炎康复训练目的
通过拉伸运动牵伸肩关节,改善周围组织的粘连,缓解肌肉痉挛,减轻和消除疼痛,恢复肩关节的正常活动范围和功能。

康复训练

• 训练前准备:训练前可对肩关节周围进行热敷,有助于痉挛的肌肉放松。疼痛强烈的患者或对疼痛敏感的患者,可提前0.5~1小时口服非甾体抗炎药,如:乐松、安康信等。既可缓解锻炼时的疼痛,又可减轻锻炼后的肿胀。

- 拉伸训练：肩周炎患者最常见的肩关节活动受限主要是前屈（从前向上）、外展外旋（从外向上）、后伸（向后）等。锻炼就是针对这几个方向进行肩关节拉伸。
- 训练后冰敷：锻炼时，肩关节周围瘢痕组织受到了最大程度的牵拉，可能会引起组织的肿胀甚至小的出血，需要通过冰敷收缩毛细血管，减少组织渗出和出血造成的肩关节肿胀和疼痛。冰敷每次不超过 30 分钟，可根据需要反复多次冰敷。

注意事项

- 锻炼尽量在白天进行，避免因为疼痛影响睡眠。
- 由于锻炼造成的肿痛应该在锻炼后数小时消失，如果第二天还有症状，那就是锻炼过度了。
- 可以口服非甾体抗炎药并配合外用乳膏，加强止痛、消肿的作用，取得更好的锻炼效果。

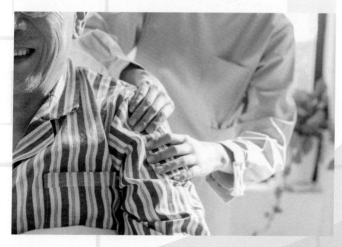

老年人最易跌倒的 6 个时刻是什么？如何预防？

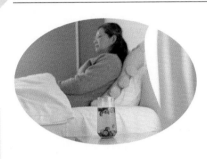

起床时

清晨是心脑血管疾病发作的高发时段，因为这时血压、血糖等指标可能不稳定，易令人产生头晕、眼花、胸闷等症状。

建议：

老年人清晨醒来做到"3 个 1"，可以防止脑缺血引起的跌倒。

- 睁眼后先在床上躺 1 分钟；
- 慢慢坐起，等 1 分钟后再将双脚放在地上；
- 站起 1 分钟后再开始活动。

接电话时

很多老年人一听到电话铃响就会条件反射地紧张，或者急忙去接听，而忽略了肢体动作的协调性，引起跌倒。

建议：老年人不要把座机放得太高，最好放在客厅等处的桌子上。听到电话铃响时不要着急接听，要慢起、慢站、慢走，再去接电话。

洗澡时

老年人身体弱、平衡能力差，尤其是患有心脏病、高血压等慢性病的患者，如果浴室狭小、地面湿滑、水温过高，就很容易跌倒。

建议：

- 洗澡不宜超过 15 分钟；
- 浴室门不要反锁，门要能从外面打开；
- 安装防滑小板凳；
- 浴室地面采用防滑瓷砖，并铺上防滑垫；
- 安装步入式浴缸，减少跌倒风险。

起夜时

起夜时的血压变化易造成脑供血不足，容易发生短时间头晕，加上夜间光线昏暗，老年人视力差，极易跌倒。

建议：最好在老年人床边安置一个夜灯，将房间过道的杂物清除，卫生间放置防滑垫并安装扶手，腿脚不便的老年人别怕麻烦他人，起夜时尽量叫醒照护者以帮助搀扶。

坐扶梯时

老年人肢体不够协调，乘扶梯时掌握不好节奏，容易跌倒。

建议：尽量选择直梯，如果只能选扶梯，应保持双脚等肩、分开站立的姿势，并抓紧扶手。去超市购物时，尽量不要使用购物车，免去推车乘扶梯带来的风险。

等车时

长时间站立、排队，老年人容易体力不支，加上公交车进站时容易突然快速移动，人群拥挤，极易跌倒。

建议：外出最好随身拿一根带板凳的折叠拐杖，等候时不要一直坐着或站着，可在原地多活动关节。从坐位变化体位到站立时，动作不要过猛，避免发生直立性低血压，引起跌倒。

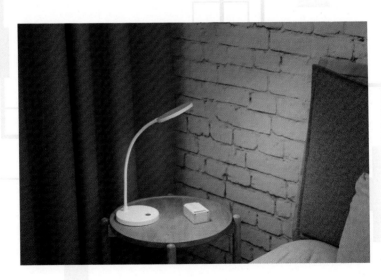

✚五 老年人跌倒的原因有哪些?

老年人在生活中最怕什么呢?除了大家熟悉的各种疾病,老年人还有一怕就是跌倒。这里我们说的"跌倒"是指突发的、不自主的、非故意的体位改变,倒在地上或更低的平面上。除外车祸、地震等外界不可抗因素导致的跌倒。

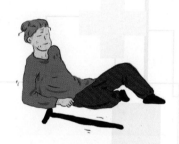

跌倒的原因

- 内因:包括老化的相关问题,如听力、视力下降,本体感觉、前庭功能、下肢肌力和平衡功能均减退,这些都会增加老年人跌倒风险;还有一些慢性病和老年综合征的影响,如骨关节病、帕金森病、衰弱、认知功能下降等也会增加跌倒风险。

- 外因:多重用药导致的直立性低血压、肌肉松弛等,都会增加跌倒风险,室内、外环境如地面湿滑、过道杂物过多、照明不足、辅具缺乏甚至拖鞋不合脚等,都可能增加跌倒的风险。

对于孩子来说，跌倒意味着大哭一场；对于年轻人来说，在哪里跌倒，就在哪里爬起来；对于老年人来说，跌倒却可能是与死神交手。正因为跌倒会导致许多严重的不良后果，我们才要积极筛查跌倒风险并进行干预，从而减少不良事件的发生，维护老年人的身体健康，提高他们的生活质量。

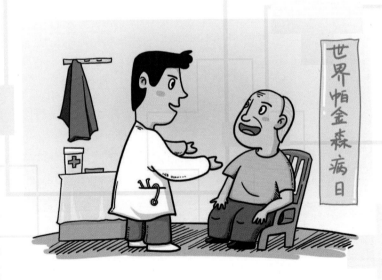

六 如何识别老年人跌倒风险?

跌倒是老年人因意外事故受伤和致死的首要原因，定期评估老年人的跌倒风险，有助于及时采取干预措施、预防危险事故的发生。这里教大家几个便捷有效的评估方法。

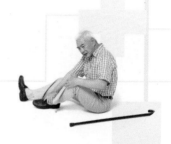

3 米折返

受试者以正常速度行走 3 米的距离并转身走回原点，记录时间，12 秒以内完成即算正常。如超过 12 秒，则说明老年人跌倒风险较高。

并足、半足、全足平衡测试

受试者双足并立站立 10 秒；如能完成，双足错半步站立 10 秒；如能完成，双足脚尖对脚跟站立 10 秒。在评估过程中患者可稍微张开双臂保持平衡，如身体晃动，也提示有平衡功能减退。

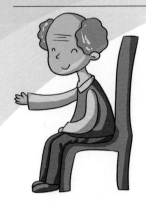

5 次起坐试验

受试者双手交叉扶肩，用最快的速度从椅子上起立再坐下，连续做 5 次，记录从第 1 次坐起到第 5 次站立的时间，12 秒以内即为正常。如超过 12 秒，则说明老年人跌倒风险较高。

以上三项测试进行时均需要做好防护，避免跌倒。

七 老年人如何居家锻炼可预防跌倒?

《英国运动医学杂志》刊登了一项综合研究发现,每周锻炼3小时,老年人跌倒风险可降低39%。对此,国内专家推荐了3种居家锻炼方法,能有效预防跌倒。

躯干核心肌肉训练

老年人平卧在床上或瑜伽垫上,屈髋屈膝,肩背部和双足紧贴床,腰背部用力,腹部上挺,使腰、背、臀部离开床,保持6秒。

下肢肌肉训练

两种运动,每次30分钟,每天1次。

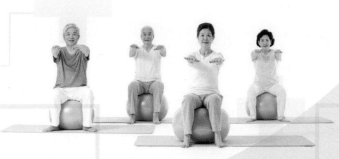

- 蹲落锻练：缓慢下蹲，注意在下蹲过程中体会股四头肌（大腿前部肌肉）收缩的感觉，至膝关节屈曲 90° 时，保持 3～6 秒。
- 站起锻练：取下蹲位，深吸气并缓慢呼出，将注意力集中在股四头肌上，呼气时缓慢（3～6 秒）站起。

平衡训练

在安全前提下，进行单腿站立锻练。老人取站立位，双脚与肩同宽，调神调息，缓慢抬起一侧下肢，尽可能维持站立时间。

锻练时，双上肢可活动以保持平衡，但不能抓扶固定物或让他人辅助。一般维持 30 秒左右，然后换另一侧。每次锻练 30 分钟，每天 1 次。

八 老年人牙龈出血的原因有哪些？

牙龈出血主要是由牙龈的炎症、牙结石，或者是口腔卫生状况较差造成的。通常来说，牙龈出血多是由局部的炎症引发的，而系统疾病所导致的牙龈出血较少见。

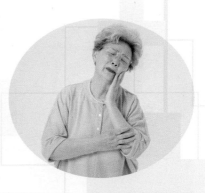

牙龈出血的原因

• 有些患者的系统性疾病是以牙龈出血为主要表现的，如白血病患者，早期的表现就是牙龈出血、牙龈增生。

• 轻度血友病患者也会出现牙龈出血。

• 凝血功能障碍患者、肝硬化患者或者肾病患者的牙龈长时间出血，而局部炎症又不严重时，有可能是由系统性疾病所致。

• 临床上，抗凝剂（如华法林、利伐沙班和肝素）和抗血小板药物（如阿司匹林、氯吡格雷、双嘧达莫）常用于预防血栓形成，但这类药物可改变患者的凝血功能，从而增加了患者在口腔治疗时的出血风险。

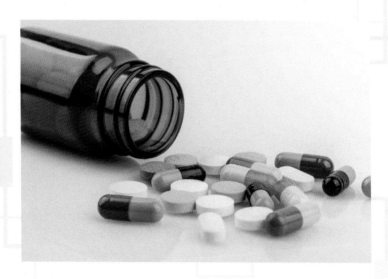

口干、口苦的原因有很多。随着年龄的增长，老年人会有不同程度的味觉改变或味觉异常，常表现为口干、口苦，原因如下。

药物引起

有些药物的不良反应会导致口干、口苦。超过 400 种药物都存在口干这一不良反应。而在老年患者常用药物中，80% 可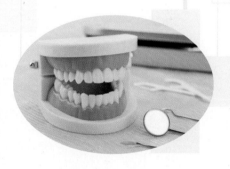能引发口干，临床常见的有抗抑郁药物、抗精神病药物、抗胆碱能药物、抗组胺药物、利尿药等。

引起口苦的药物如佐匹克隆、部分中药成分等。

其他原因

发生脱水之后，口腔的唾液分泌减少，变黏稠，蛋白的含量增加，当然还有一些消化系统疾病所引发的口干、口苦，具体要去检查之后才能够了解。

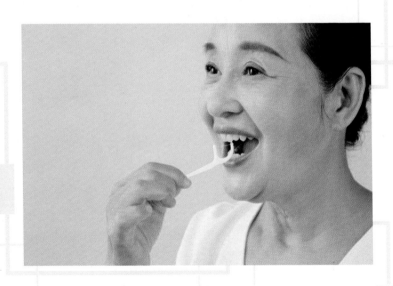

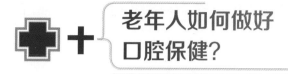

老年人如何做好口腔保健？

口腔的定期检查非常重要，对于及早发现龋齿、牙周病以及防止疾病进一步发展非常重要。

定期口腔检查

包括口腔、头面部检查及口腔内部检查，比如牙齿、牙齿支持组织的检查等。对于老年人，还有一个很重要的检查手段，就是检查唾液和唾液分泌的量，以及缺牙情况等。

医生建议

• 为老年人预约牙科，并带他们去看牙医。如果老年人自己去看牙医，家人可以询问牙医给予的具体建议，并帮助老年人执行。

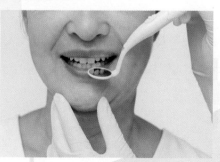

• 要留意老年人和他们维护口腔卫生的能力。

口腔保健方法

首先，每天做好口腔卫生的维护，包括 3 点：

• 第一点：刷牙；

• 第二点：使用牙线、牙缝刷或者水牙线；

• 第三点：对于使用义齿的老年人，睡前应将义齿取出，清洗干净并泡在水中。

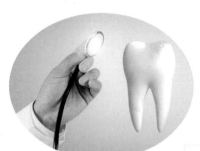

其次，要养成定期就诊、定期检查的习惯，做好口腔健康的维护。

第七章

常见精神心理问题

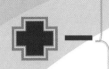 新型冠状病毒肺炎
疫情下老年人常见的
心理问题有哪些？

　　随着新型冠状病毒肺炎（简称新冠肺炎）疫情的发生和发展，我们发现这次疫情中危重患者大多数是老年人，因为老年人免疫功能减弱，慢性疾病、共病等基础性疾病的患病率高，本身就是传染病的易感人群和高危易发人群。由于老年人多依赖传统社交方式，在新冠肺炎疫情管控下成为社会联结薄弱人群、心理支持弱势群体，尤其需要给予更多关怀。

老年人生理、心理特点
- 感觉、运动、认知等方面发生变化，免疫功能减弱，多合并慢性疾病；
- 安全感下降、适应能力减退，容易出现失落感、自卑

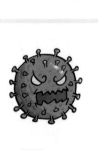

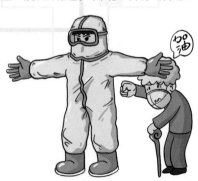

感、空虚感等心理改变。

老年人心理问题

- 情绪方面：焦虑、抑郁、恐惧、愤怒。
- 行为方面：疑病，反复比对、测量体温，求证是否患病；过度洗手，回避一些信息、场景；容易发脾气，有攻击性言语或易冲动等过激行为；生活懒散，发呆少语、坐立不安，囤积食物、口罩，抢购、滥用"预防性药物"；饮酒、吸烟等消极行为；严重者出现消极自杀行为；对他人要求苛刻或过分依赖家人、医生。
- 躯体方面：警觉性增高，睡眠质量差，主要表现为入睡困难、睡眠浅、早醒、噩梦多；心血管系统：血压升高、体温升高、心率加快，严重时有"濒死感"；呼吸系统：胸闷、胸痛，气短，呼吸困难；消化系统：腹泻、便秘；出汗，肌肉紧张及发抖，浑身乏力，头痛，全身痛等原有的躯体疾病加重。
- 认知方面：注意力不集中，注意范围狭窄，记忆力减退；过度关注疾病相关的内容，关注报道与自己躯体情况相似信息，认为自己已经患病，虽多次排除诊断仍不相信。对身体各种感觉、变化特别关注，如对

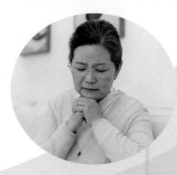

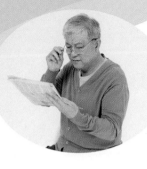

是否戴口罩、是否咳嗽等过分在意，有病不敢去医院，觉得生活中充满各种各样的危险，感觉生命脆弱。多疑敏感，思维偏执，绝对化、灾难化，难以听取他人的意见，对疾病否认。认为自己生病不公平，觉得治愈无望而要求放弃治疗。

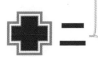
二 新型冠状病毒肺炎疫情下如何应对老年人常见的心理问题?

老年人随着年龄增长,信息获得减少,心理上容易脆弱和孤单,再加上新冠肺炎疫情的出现,更容易雪上加霜,因此做好老年人的心理防护就很重要。

一般策略
- 改变生活方式
- 养成良好生活习惯
- 争取家庭和社会支持

情绪应对策略
- 察觉情绪变化,允许、接纳情绪问题存在,给自己积极心理暗示;

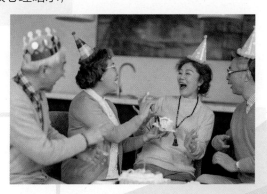

- 辩证地认识自身情绪问题，转移注意力，多参加放松性、娱乐性活动，做感兴趣的事；
- 宣泄情绪，采用积极的方法进行宣泄，通过冥想、播放舒缓的音乐等给自己一个缓冲。

行为应对策略

- 做好个人防护，发现身体异常，积极寻求医务人员支持帮助；
- 减少关注，多关注主流媒体发布的信息，适度放松；
- 与家人、朋友多交流，体会家庭成员、亲朋之间的关爱，做一些有利于家庭及身心健康的事情，必要时拨打心理热线或寻求专业人士帮助。

躯体应对策略

- 识别躯体症状是焦虑、抑郁情绪引起还是原发疾病引起；
- 情绪引起的躯体症状，可采用情绪应对方式，放松心情，同时适度锻炼身体，增强控制感和自主感，规律生活，必要时抗抑郁、抗焦虑药物治疗，改善休息；
- 原发疾病引起者应及时求医，也可以线上咨询，按时规律服药，出现急症时及时到医院就诊。

认知应对策略

- 积极了解有关疾病预防知识，多关注积极的信息；
- 进行积极自我暗示；

• 疑似或感染者要做好身份转换，接纳自己的身份，积极配合治疗。

如果无法自行调节或出现严重的精神问题时，需及时寻求专业人员的帮助。

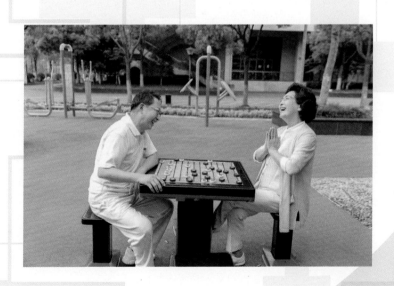

三 工作中如何处理人际关系？

　　人际关系是指人们在共同活动中彼此为寻求满足各种需要而建立起的相互间的心理关系。舒茨（William Schutz）以人际需要为主线提出了人际关系的三维理论：

三种基本的人际需要
- 包容需要：指与他人接触、交往、相容的需要；
- 支配需要：指控制他人或被他人控制的需要；
- 情感需要：指爱他人或被他人所爱的需要。

　　能灵活运筹以上三个维度需要的人，可谓深谙人际关系的处理智慧，在职场也会如鱼得水，但现实中的常见情况是

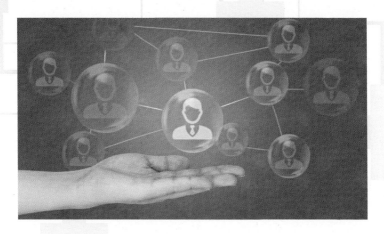

很多人并不善于处理职场人际关系。

应对三原则

- **和而不同**　在包容需要和支配需要这两方面缺乏弹性的人，当自己观点与他人意见不一致时，要么完全顺从他人，委曲求全；要么固执己见，难以合作。这两种处理方式，都比较极端，容易导致关系破裂。比较明智的方法是，尊重差异，求同存异。

- **不卑不亢**　在包容需要和支配需要这两方面缺乏弹性的人，处理上下级关系也常常容易走极端。那些对领导阿谀奉承的人，往往对下属也容易飞扬跋扈。因此，保持平常心看待所有人，对上级尊敬但不卑微，对同辈平等而不清高，对下级尊重而不轻蔑，是更有智慧的做法。

- **保持边界**　职场中常常遇到自己的贵人，亦师亦友，亦父亦母，不是亲人胜似亲人，这就涉及情感的需求问题。在工作中，能够被上级领导尊重和呵护，被同事认可和关怀，被下属敬重和需要，是人们普遍渴望的，但职场毕竟与生活是有区别的。虽然可以有一定的情感投入和需求，但需要保持边界，才能游刃有余。

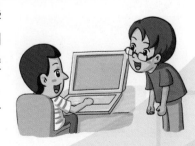

四 如何运用心理学做好职业规划?

一个人成年后，除了工作，家庭和社会生活也是重要的组成部分。门诊中常常碰到以下情况，有些人进行职业规划时，或者过度屈从父母的意见，或者忽略家庭，从而导致生活不和谐。本文侧重从心理学的角色平衡角度进行阐述。

所谓角色平衡，是指个体在进行职业规划时，除了关注自己在工作中的角色，还需要兼顾自己的家庭角色和其他社会角色。

我们进入职场前常常存在的问题，如自己的职业选择与父母的想法不一致，甚至有冲突。

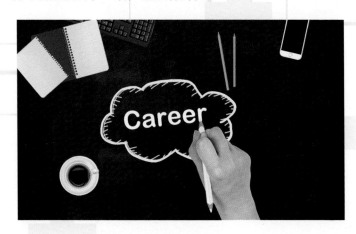

应对策略

- 如果父母能够只当"律师"不当"法官"，即只提供建议而不干涉和替代，不妨多向父母征询意见和建议；
- 如果父母过度控制，或者父母对我们的职业期待与我们自己的职业规划大相径庭，那么就需要有技巧地沟通，既能遵从自己的内心，又不破坏与父母的关系。

进入职场后，当职业角色与家庭角色存在冲突时，有些人会忽略家庭角色，而有些人为了家庭牺牲职业角色。

处理原则

应尽量平衡各个角色，做不到完全平衡，可以做到阶段性平衡（比如，这半年到外地进修，下半年回来后多抽时间陪伴家人）；也可以做到差异性平衡（比如，虽然只有周末回家，但在家期间高质量陪伴家人）；还可以做到交互性平衡（比如，这半年是妻子多为家庭作贡献，丈夫到国外留学，下半年就换过来）。

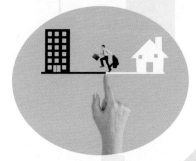

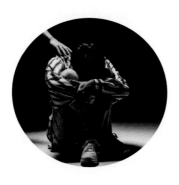

据世界卫生组织统计，全球约有3.5亿抑郁障碍患者，也就是平均每20人中就有1人曾患或目前患有抑郁障碍。北京大学第六医院黄悦勤等报道的最新流行病学调查结果显示，抑郁障碍的年患病率为3.59%。

核心症状

- 心境低落
- 兴趣减退
- 快感缺失

其他症状

- 行为迟缓或激越
- 认知功能损害，注意力不能集中
- 负性认知和行为模式："三无"，无助、无望、无用；"三自"，自责、自罪、自杀观念和行为

躯体症状

- 精力下降
- 与自主神经系统紊乱相关的症状
- 进食障碍
- 睡眠障碍
- 性功能障碍

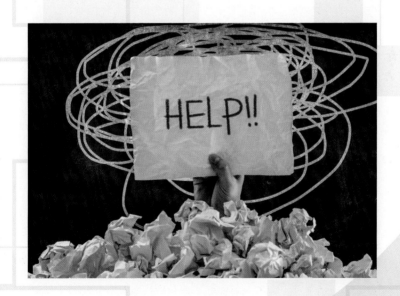

六 焦虑症的症状有哪些？

　　现代社会人们的生活和工作压力很大，长期面对重压无法缓解，就可能会患上焦虑症，心情异常烦躁，每天坐立不安，甚至会由于心情烦躁、焦虑而导致惊恐发作，有濒死感，应当及时治疗，那么焦虑症的症状有哪些？

　　精神上的过度担心是焦虑症状的核心
　　表现为对未来可能发生的、难以预料的某种危险或不幸事件的担心。

- 自由浮动性焦虑　不能明确意识到担心的对象或内容，而只是一种提心吊胆、惶恐不安的强烈内心体验。
- 预期焦虑　担心的是现实生活中可能会发生的事情，

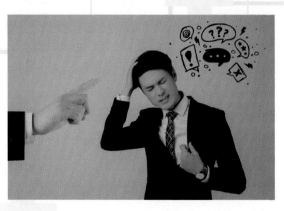

但其担心、焦虑和烦恼的程度与现实很不相符。

躯体性焦虑的表现

- 运动性不安　可表现为搓手顿足、不能静坐、不停地来回走动、无目的小动作增多。
- 肌肉紧张　表现为主观上的一组或多组肌肉不舒服的紧张感，严重时有肌肉酸痛，多见于胸部、颈部及肩背部肌肉；紧张性头痛也很常见；有的患者可出现肢体震颤，甚至语音发颤。

自主神经功能紊乱的表现

表现为心动过速、胸闷气短、头晕头痛、皮肤潮红、出汗或苍白、口干、吞咽梗阻感、胃部不适、恶心、腹痛、腹胀、便秘或腹泻、尿频等症状。有的患者可出现早泄、勃起功能障碍、月经紊乱、性欲缺乏等症状。

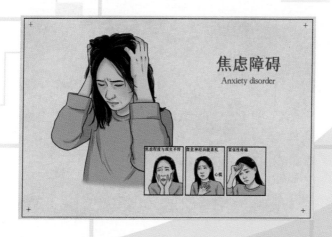